Eliana Sales Brito
Marilaine M. Menezes Ferreira
(Organizadoras)

ENVELHECIMENTO & SAÚDE

Coleção Envelhecimento e Vida Familiar

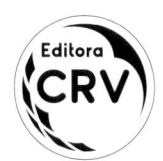

Eliana Sales Brito
Marilaine M. Menezes Ferreira
(Organizadoras)

ENVELHECIMENTO & SAÚDE

Coleção Envelhecimento e Vida Familiar
Volume 8

Editora CRV
Curitiba – Brasil
2022

Copyright © da Editora CRV Ltda.
Editor-chefe: Railson Moura
Diagramação e Capa: Designers da Editora CRV
Imagem de Capa: Envato Elements (bialasiewicz)
Revisão: Os Autores

DADOS INTERNACIONAIS DE CATALOGAÇÃO NA PUBLICAÇÃO (CIP)
CATALOGAÇÃO NA FONTE
Bibliotecária responsável: Luzenira Alves dos Santos CRB9/1506

EN61

    Envelhecimento & Saúde / Eliana Sales Brito, Marilaine M. Menezes Ferreira (organizadoras) – Curitiba : CRV, 2022.
132 p. (Coleção Envelhecimento e Vida Familiar – Volume 8)

    Bibliografia
    ISBN Coleção Digital 978-65-251-2550-3
    ISBN Coleção Físico 978-65-251-2551-0
    ISBN Volume Digital 978-65-251-3024-8
    ISBN Volume Físico 978-65-251-3023-1
    DOI 10.24824/978652513023.1

    1. Família 2. Envelhecimento 3. Saúde 4. Pessoas idosas 5. Velhice I. Brito, Eliana Sales. org. II. Ferreira, Marilaine M. Menezes. org. III. Título IV. Série.

2022- 27407

CDD 362.6
CDU 316.812

Índice para catálogo sistemático
1. Envelhecimento – 362.6

ESTA OBRA TAMBÉM SE ENCONTRA DISPONÍVEL EM FORMATO DIGITAL.
CONHEÇA E BAIXE NOSSO APLICATIVO!

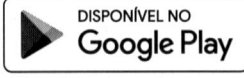 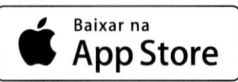

2022
Foi feito o depósito legal conf. Lei 10.994 de 14/12/2004
Proibida a reprodução parcial ou total desta obra sem autorização da Editora CRV
Todos os direitos desta edição reservados pela: Editora CRV
Tel.: (41) 3039-6418 – E-mail: sac@editoracrv.com.br
Conheça os nossos lançamentos: **www.editoracrv.com.br**

Conselho Editorial:

Aldira Guimarães Duarte Domínguez (UNB)
Andréia da Silva Quintanilha Sousa (UNIR/UFRN)
Anselmo Alencar Colares (UFOPA)
Antônio Pereira Gaio Júnior (UFRRJ)
Carlos Alberto Vilar Estêvão (UMINHO – PT)
Carlos Federico Dominguez Avila (Unieuro)
Carmen Tereza Velanga (UNIR)
Celso Conti (UFSCar)
Cesar Gerónimo Tello (Univer. Nacional Três de Febrero – Argentina)
Eduardo Fernandes Barbosa (UFMG)
Elione Maria Nogueira Diogenes (UFAL)
Elizeu Clementino de Souza (UNEB)
Élsio José Corá (UFFS)
Fernando Antônio Gonçalves Alcoforado (IPB)
Francisco Carlos Duarte (PUC-PR)
Gloria Fariñas León (Universidade de La Havana – Cuba)
Guillermo Arias Beatón (Universidade de La Havana – Cuba)
Helmuth Krüger (UCP)
Jailson Alves dos Santos (UFRJ)
João Adalberto Campato Junior (UNESP)
Josania Portela (UFPI)
Leonel Severo Rocha (UNISINOS)
Lídia de Oliveira Xavier (UNIEURO)
Lourdes Helena da Silva (UFV)
Marcelo Paixão (UFRJ e UTexas – US)
Maria Cristina dos Santos Bezerra (UFSCar)
Maria de Lourdes Pinto de Almeida (UNOESC)
Maria Lília Imbiriba Sousa Colares (UFOPA)
Paulo Romualdo Hernandes (UNIFAL-MG)
Renato Francisco dos Santos Paula (UFG)
Rodrigo Pratte-Santos (UFES)
Sérgio Nunes de Jesus (IFRO)
Simone Rodrigues Pinto (UNB)
Solange Helena Ximenes-Rocha (UFOPA)
Sydione Santos (UEPG)
Tadeu Oliver Gonçalves (UFPA)
Tania Suely Azevedo Brasileiro (UFOPA)

Comitê Científico:

Andrea Vieira Zanella (UFSC)
Christiane Carrijo Eckhardt Mouammar (UNESP)
Edna Lúcia Tinoco Ponciano (UERJ)
Edson Olivari de Castro (UNESP)
Érico Bruno Viana Campos (UNESP)
Fauston Negreiros (UFPI)
Francisco Nilton Gomes Oliveira (UFSM)
Helmuth Krüger (UCP)
Ilana Mountian (Manchester Metropolitan University, MMU, Grã-Bretanha)
Jacqueline de Oliveira Moreira (PUC-SP)
João Ricardo Lebert Cozac (PUC-SP)
Marcelo Porto (UEG)
Marcia Alves Tassinari (USU)
Maria Alves de Toledo Bruns (FFCLRP)
Mariana Lopez Teixeira (UFSC)
Monilly Ramos Araujo Melo (UFCG)
Olga Ceciliato Mattioli (ASSIS/UNESP)
Regina Célia Faria Amaro Giora (MACKENZIE)
Virgínia Kastrup (UFRJ)

Este livro passou por avaliação e aprovação às cegas de dois ou mais pareceristas *ad hoc*.

***A Procura**†

Andei pelos caminhos da Vida.
Caminhei pelas ruas do Destino – procurando meu signo.
Bati na porta da Fortuna, mandou dizer que não estava.
Bati na porta da Fama, falou que não podia atender.
Procurei a casa da Felicidade, a vizinha da frente me informou
que ela tinha se mudado sem deixar novo endereço.
Procurei a morada da Fortaleza.
Ela me fez entrar: deu-me veste nova, perfumou-me
os cabelos, fez-me beber de seu vinho.
Acertei o meu caminho.

Cora Coralina, Meu livro de Cordel

SUMÁRIO

APRESENTAÇÃO... 11
Eliana Sales Brito
Marilaine M. Menezes Ferreira

O TEMPO 15
Raimundo de Carvalho Vieira

**CICLISTA AOS SESSENTA: um relato de
experiência de uma jornada ao autoconhecimento**........................... 17
Maria Angélica Vitoriano da Silva

**A VELHICE NÃO É DOENÇA:
uma visão sobre a última etapa de vida**... 29
André Luís Cabral da Silva

**ENVELHESCÊNCIA: pathos, ethos, logos ou certos modos
de envelhe(ser)**... 43
José Luis Sepúlveda Ferriz

**A TERCEIRA FASE DA VIDA SOB O OLHAR
DA MEDICINA HOLÍSTICA: relato de experiência**............................. 55
Cidália Maria Limoeiro de Araújo Auad

**PROJETO DE VIDA DE PESSOAS IDOSAS:
contribuições da participação social**... 63
Alana Libânia de Souza Santos
Tânia Maria de Oliva Menezes
Adriana Valéria da Silva Freitas
Osvaldo Marques Batista de Almeida

**A CONVIVÊNCIA QUE PROTEGE, INCLUI
E FAVORECE O ENVELHECIMENTO ATIVO**...................................... 75
Cora Cacilda de Menezes Medeiros

**REPERCUSSÕES NA FAMÍLIA DE BAIXA RENDA
DIANTE DO DIAGNÓSTICO DE ALZHEIMER NA
PERSPECTIVA DO (A) CUIDADOR (A) INFORMAL** 87
Maria Christiane dos Santos Cerentini
Cristina Maria de Souza Brito Dias

JOÃO E MARIA: narrativas de sobreviventes da COVID-19 101
Flavia Guimarães Simões Santos
Eliana Sales Brito
Marilaine M. Menezes Ferreira
Elaine Pedreira Rabinovich

ENVELHECIMENTO E FINITUDE 113
Manuela Bastos Alves
Ana Raquel Lima Peralva de Almeida
Rudval Souza da Silva

SOBRE OS AUTORES 125

ÍNDICE REMISSIVO 129

APRESENTAÇÃO

Eliana Sales Brito
Marilaine M. Menezes Ferreira

O envelhecimento é um fenômeno mundial. Isso é um fato. As populações estão envelhecendo em um ritmo mais rápido do que no passado e essa transição demográfica terá um impacto em quase todos os aspectos da sociedade.

Quando se fala em envelhecimento, a dimensão biológica e suas perdas sobressaem sobre as demais numa visão estereotipada e discriminatória, empalidecendo as conquistas e beleza que acompanham os indivíduos que chegaram a esta nova fase de vida, e que é cheia de significâncias.

É esperado que, com o envelhecimento, haja um aumento das doenças crônico-degenerativas e não transmissíveis e uma exponencial demanda de cuidados de longa duração para estes idosos. Mas, a despeito deste, outrora, inevitável destino, a perda de habilidade e a dependência na velhice estão apenas vagamente relacionadas com a idade cronológica.

Os idosos do século XXI estão ressignificando a visão pré-concebida acerca do envelhecimento a partir de uma compreensão de que uma vida mais longa é um recurso incrivelmente valioso, que lhes oferece oportunidades de novos desafios e propósitos, novas carreiras, novas paixões. Estão mais conscientes do seu papel e de sua contribuição, tanto na vida familiar quanto na sociedade como um todo.

A diversidade das capacidades e necessidades de saúde dos idosos é resultante de um conjunto de circunstâncias que envolvem, além da herança genética, a existência de condições ambientais, físicas, comportamentais e sociais favoráveis ao desenvolvimento ao longo de todo o curso de vida. Obviamente, uma questão muito desafiante, diante da complexidade e diversidade do contexto de desigualdade social no âmbito mundial.

A Assembleia Geral das Nações Unidas declarou 2021 a 2030, a Década do Envelhecimento Saudável. Nestes 10 anos, governos, sociedade civil, agências internacionais, setor privado deverão desenvolver ações concentradas e colaborativas com vistas à promoção de uma melhor qualidade de vida e oportunidades às pessoas que estão envelhecendo e suas famílias.

Este livro intitulado Envelhecimento & Saúde compõe a coleção Envelhecimento e Vida Familiar, emergente de discussões acerca do envelhecimento no grupo de pesquisa Família Auto (Biografia) e Poética/FABEP, vinculado ao Programa de Pós-Graduação em Família na Sociedade Contemporânea da Universidade Católica do Salvador. Aqui encontram-se textos que descrevem histórias, experiências, resultado de pesquisas sobre o envelhecimento em diferentes esferas e abordagens.

Abrimos este livro com um texto intitulado **Tempo**, de autoria de *Raimundo de Carvalho Vieira*, uma pessoa que ressignificou sua vida a partir da aposentadoria. Uma das autoras deste livro o conheceu no processo de coleta de dados para pesquisa de Doutoramento, onde pesquisava os olhares de pessoas idosas e seus familiares sobre a velhice. Foi um momento especial, de troca de experiência, onde ele afirmou que aprendeu "a conviver e viajar naturalmente com o tempo" e salientou que segue "a luz do Farol que indica a imutável rota que nos leva ao acolhedor Porto do Envelhecimento, uma inevitável estação da vida". Ao reconhecer-se como uma pessoa grata pela vida, buscou cuidar da mente e do corpo, desenvolveu a arte da escrita, e aprofundou as relações com seus familiares. Comemora a vida todo ano, junto com as pessoas que ele mais ama – sua família. Em "Tempo", ele relata o que é envelhecer a partir da sua experiência. Para ele, envelhecer é um aprendizado, "nós fazemos nosso próprio tempo".

No capítulo **Ciclista aos sessenta: um relato de experiência de uma jornada ao autoconhecimento** *Maria Angélica Vitoriano da Silva* nos conta como, às vésperas de completar os sessenta, se lançou em uma jornada de autoconhecimento e superação a partir da realização de um sonho de infância: aprender a andar de bicicleta. Seu texto nos faz mergulhar na aventura de uma cicloviagem de 244Km, percorridos em três dias e nos inspira a olhar o envelhecimento como um mundo de possibilidades.

Na sequência, *André Luis Cabral da Silva* faz uma reflexão sobre **A velhice não é doença: uma visão sobre a última etapa de vida**, confrontando as ideias que deram início ao movimento do idadismo e a controversa categorização da velhice como doença que quase culminou na inclusão desta concepção pela Organização Mundial de Saúde na Classificação Internacional de Doenças – CID. Neste capítulo, a velhice é discutida na perspectiva de ser uma etapa de vida, considerando seus ganhos e perdas e a diversidade existentes nas diferentes "velhices".

O capítulo **Envelhescência: Pathos, Ethos, Logos ou certos modos de envelhe(ser)**, de autoria de *José Luis Sepúlveda Ferriz*, nos faz refletir, a partir de uma leitura filosófica, as questões que inquietam a humanidade na busca do sentido da vida nesta singular fase da existência, que é o envelhecimento. Envelhecimento refletido desde várias dimensões: como pathos, ethos e logos. Dimensões que nos aproximam da Vida em toda sua plenitude.

No capítulo **A terceira fase da vida sob o olhar da medicina holística: relato de experiência**, *Cidália Maria Limoeiro de Araújo Auad* reflete a questão do envelhecimento e assistência ao idoso à luz da medicina holística e nos provoca com a seguinte pergunta: *Que tipo de futuro você está construindo para si mesmo?* Para a medicina holística, o homem é um ser

Bio-Psico-Socio-Espiritual e a velhice, uma fase natural do ciclo de vida que merece atenção e cuidado em toda a sua plenitude.

Projeto de vida de pessoas idosas: contribuições da participação social, de autoria de *Alana Libânia de Souza Santos, Tânia Maria de Oliva Menezes, Adriana Valéria da Silva Freitas e Osvaldo Marques Batista de Almeida* é o resultado de uma pesquisa sobre motivações, sentidos e participação social na construção de projetos de vida de idosos que participam da Universidade aberta à Terceira Idade.

O próximo capítulo, **A convivência que protege, inclui e favorece o envelhecimento ativo**, de *Cora Cacilda de Menezes Medeiros*, fala sobre os Grupos de Convivência de Idosos na cidade do Recife e das experiências do projeto *A Convivência que Protege*, lançado dias antes de ser decretado o lockdown. Diante do isolamento social, descreve as estratégias adotadas para acolher, apoiar e promover a integração dos idosos participantes, fomentando o espírito de solidariedade e esperança neste período tão desafiador.

Em **Repercussões na família de baixa renda diante do diagnóstico de Alzheimer na perspectiva do (a) cuidador (a) informal**, as autoras *Maria Christiane dos Santos Cerentini e Cristina Maria de Souza Brito Dias* trazem um recorte da Tese de Mestrado da primeira autora, destacando as repercussões da Doença de Alzheimer na família de baixa renda, sob a ótica do cuidador informal. Identificam as mudanças e reações ocorridas diante do diagnóstico da doença, contextualizando as atribuições e os sentimentos e as necessidades vivenciados pelo familiar cuidador durante o acompanhamento a esse idoso (a).

No capítulo **João e Maria: narrativas de sobreviventes da COVID-19**, as autoras *Flávia Guimarães Simões Santos, Eliana Sales Brito e Marilaine M. Menezes Ferreira* apresentam um estudo que objetiva compreender a dinâmica das relações familiares antes e no atual momento da pandemia, na perspectiva do idoso e sua família. As narrativas do casal João e Maria revelam suas percepções sobre a experiência do adoecimento pelo COVID-19, a superação, as relações familiares e ressignificação de sua própria vida.

E, finalizando, no capítulo **Envelhecimento e finitude**, os autores *Manuela Bastos Alves, Ana Raquel Lima Peralva de Almeida e Rudval Souza da Silva* apresentam, nas perspectivas de profissionais da área de saúde, a abordagem dos Cuidados Paliativos no final de vida pautado na integralidade do ser. Os Cuidados Paliativos têm preservam a autonomia da pessoa no seu processo de morrer e na morte, focando na qualidade de vida, dando suporte tanto para a pessoa quanto para seus familiares e cuidadores.

Esperamos que este livro possa contribuir para a abertura de uma maior compreensão sobre o envelhecimento como uma fase de inspiração e infinitas possibilidades.

Boa leitura e aprendizado!

O TEMPO

Raimundo de Carvalho Vieira

Ah! Bom era no meu tempo... Tudo era bem melhor! Ouvimos constantemente exclamações como essas, partindo de pessoas da chamada terceira idade, os velhos de outrora. De tanto ouvir, pensava que chegar até aqui seria diferente, bem diferente da realidade que vivo.

Para mim, particularmente, a idade que conta é a que está na cabeça de cada um, nas atitudes, nos projetos e modo de vida, mantendo em harmonia o físico e o psicológico, respeitando as rugas e as limitações impostas pelo passar dos anos... Sou do hoje, do agora; o tempo vivido foi adquirindo experiência, foi de aprendizado, de observação....

Sinto saudades da infância sim; também da juventude, adolescência... mas são aquelas boas e alegres recordações que se expressam como lembranças de tempos vividos e aproveitados em cada fase que já se foi e não volta mais. Em compensação, nos são oferecidos novos caminhos, novos instrumentos, novas experiências, novos motivos para seguirmos em frente, sem melancolias, sem tristezas, rumo ao horizonte que ainda permanece à nossa frente, ao farol que nos guia até o destino traçado por Deus. Cumprimos satisfeitos e dignamente nossa missão. Estou certo, também, de que nós fazemos nosso próprio tempo. Claro que passamos fisiologicamente, mas podemos sim, e devemos "envelhecer, sem ficar velho", buscando sempre fazer parte do contexto, não esmorecer, não parar de aprender, de crescer.

Vivendo, participando de cada instante, de cada época, não apenas "passando pelo tempo", mas caminhando/passeando com ele — mesmo porque os sentimentos não envelhecem, continuam presentes, cheguei à conclusão de que o meu momento é, sempre, AGORA e, por consequência, enquanto depender de mim, serei companheiro, contemporâneo do tempo. VAMOS!!!

CICLISTA AOS SESSENTA:
um relato de experiência de uma jornada ao autoconhecimento

Maria Angélica Vitoriano da Silva

O mapa da rota

A ideia para escrever este texto parte do que construí no processo de doutorado, resultado de minhas inquietações de pesquisadora diante de questões precipitadas pela decisão de aprender a andar de bicicleta. A experiência vivida aos 57 anos, na fase do envelhecimento, resgata um sonho antigo e que considerava, a partir de construções ao longo dos anos, como algo impossível de acontecer. De tanto ouvir que "andar de bicicleta, ou se aprende criança ou nunca aprende", acabamos presumindo que tanto a cabeça quanto o corpo, nos anos iniciais do desenvolvimento humano, se encontram melhor preparados e isentos das "amarras", bloqueios, resistências que o passar dos anos pode render.

Assim, seguindo ou "(per)seguindo" o objetivo de (des)construir preconceitos acerca do tema que envolve o aprender (e) andar de bicicleta ao aproximar/entrar na fase do envelhecimento, exploro, neste texto, alguns aspectos da experiência por mim vivida, lançando luz ao que diz respeito à dimensão da saúde e bem-estar.

Por se tratar de uma construção em que a autora é mapa e território; exploradora, que se insere no campo, descrevendo, investigando e analisando, ou seja, reflexionando acerca do seu próprio processo, o estudo se configurou como um estudo de caso único de característica metodológica qualitativa autoetnográfica.

A pesquisa autoetnográfica diz respeito ao campo de estudo em que o(a) pesquisador(a) faz parte daquilo que se propõe investigar. Imersa, submersa no campo, olhar atento de dentro/de fora intercruza-se, tal qual as lentes de uma câmera fotográfica, cujo movimento de abrir o foco possibilita uma visão mais ampliada do fenômeno, do cenário, das relações entre as partes; e ao fechar, uma visão mais detalhada, e minuciosa. E assim, "em virtude da relação atribuída entre a experiência vivida e de como fui por ela foi atravessada, ou seja, à elaboração do fluxo vivido e à sua expressão" (SILVA, 2021, p. 16) me conduziu a esta escolha metodológica.

A característica central da autoetnografia é o fato de partir da experiência individual na pesquisa-ação para, deste lugar, compreender o contexto espaço-temporal em que se viveu a mesma, considerando as dimensões culturais, sociais e políticas portanto, evoca o *self* relacional.

> Autoetnografia é um método de pesquisa que usa a experiência pessoal ("auto") para descrever e interpretar ("graficamente") textos culturais, experiências, crenças e práticas ("etno"). Os autoetnógrafos acreditam que a experiência pessoal está impregnada de expectativas e normas políticas / culturais, e eles se engajam em uma auto-reflexão rigorosa – normalmente chamada de "reflexividade" – a fim de identificar e interrogar as interseções entre o eu e a vida social (ADAMS; JONES; ELLIS, 2015, p. 1).

A escrita que segue mescla relatos daquilo que no tempo pretérito fora vivenciado; a discussão de como fui afetada; e inferências do fenômeno no tempo presente, ratificando, como afirmam Ellis, Adams e Bochner (2015, p. 252) "no processo de escrita autoetnográfica, o pesquisador utiliza recursos da autobiografia e da etnografia; portanto, como método, é processo e produto".

Desta forma, esta é uma narrativa da minha história pessoal diante do desafio de aprender a pedalar aos 57 anos, na qual destaco os aspectos subjetivos do encontro comigo mesma, com o meu corpo, com os outros, com o ambiente, as transformações no *self* e as repercussões nas diferentes esferas da minha vida.

Todavia, embora o relato fale de mim, é importante salientar que, carrego uma história que toca em histórias de tantas outras pessoas, especialmente mulheres, que viveram/vivem contextos históricos, sociais e econômico aproximados, embora diferenciadas no que diz respeito à forma como cada uma subjetiva, compreende, aquilo que lhe é pessoal.

De menina franzina a mulher

O que minha mãe me contava é que nasci com peso e cumprimento bem abaixo do considerado normal. A boca pequena que não cabia uma chupeta comum e as roupinhas que me vestia pareciam de boneca (será que minha mãe já sabia qual seria o meu biotipo ou eu dei uma parada no crescimento para nelas caber?).

Brincadeiras à parte, o fato é que diziam que eu era muito "franzina" e assim fui adjetivada até entrar na adolescência, se não me falha a memória. Além de franzina, sempre ouvi dizer que não levava jeito para atividades que se relacionavam ao corpo, como dançar, montar cavalo – o que é controverso pois fui baliza em desfile cívico na escola em que estudei. Por outro lado, era chegada a uma queda por isso ganhei apelidos que nem vale a pena compartilhar.

Soteropolitana, morei na cidade onde nasci até os 5 anos, mas, o "arrocho" vivido pelo povo brasileiro decorrente do golpe militar de 1964, consequentemente, afetou particularmente a nossa família. Éramos quatro crianças para somente meu pai prover, pois, embora minha mãe tenha sido professora no interior em que nasceu/morou e tivesse habilidades para costura, não exercia, até então, nenhum dos ofícios, pois não era algo "negociável", à época, com meu pai.

Demandei muitos cuidados nos primeiros anos da minha vida no quesito saúde. Minha mãe muitas noites e dias ficou a velar por mim, dividindo-se entre uma e outra barriga, pois a diferença de idade entre cada filho e o seguinte era de um ano. Por isso – e levando-se em conta questões que dizem respeito ao que era "permitido" à minha mãe no contexto em que se encontrava e que não explorarei neste texto (quem sabe em um próximo?) – era meu pai quem me levava às consultas médicas e, conforme as histórias contadas por minha mãe, dei muito trabalho para ele.

Das idas ao médico ficaram as lembranças do medo que sentia à frente de estranhos, do mal estar em ser tocada ao ser examinada, da vergonha quando precisava tirar parte da roupa e mostrar partes do meu corpo. Porém, me detenho no registro que tenho da sensação de ver a imensidão da cidade, da altura dos prédios, da estrutura física dos ambientes médico/hospitalar, do quanto chamava a atenção das pessoas pela graciosidade da infância, pela beleza que viam em meus olhos curiosos diante do mundo, da educação (sendo sempre elogiada por isto), do caminhar muito e rápido para acompanhar meu pai e, especialmente, do sabor do refrigerante Cruch que, quando tomado às pressas, o gás provocava uma sensação estranha no nariz e meu pai dizia sério: *bebe devagar, senão se engasga*.

Dos cinco aos onze anos morei em Itabaianinha, interior de Sergipe. Foi ali que tive meu primeiro contato com bicicleta, conforme relato a seguir:

> A lembrança por trás de uma espécie de véu que cobre a memória, é a de ter sido conduzida de um ponto a outro da pequena cidade, na "garupa" da bicicleta de uma moça; a bicicleta era vermelha; [...] (SILVA, 2021, p. 29).

Apesar de breve e pontual, as lembranças relacionadas ao evento me acompanharam durante 57 anos, ora latentes e adormecidas, ora emergiam e me levavam a pensar, sonhar com a possibilidade de viver mais vezes a sensação de liberdade o mesmo me proporcionou.

Aos onze anos, a família retorna para morar em Salvador, onde até hoje resido. Aqui estudei Ginásio, Segundo Grau e assim por diante até o

Doutorado. Casei, separei, casei novamente. Tive filhos (um homem e uma mulher), recebi de presente uma neta. Trabalhei muito, aposentei, mas permaneço em atividade autônoma.

Nesta breve síntese de minha história de vida, cabem outros tantos eventos e encontros, que foram me constituindo, transformando o meu Ser e construindo memórias. Cresci sem aprender a pedalar e não tenho lembrança de ter visto, na infância, mais alguma bicicleta além daquela que na garupa, aos 10 anos dei, uma furtiva volta e dela, parece, não desci.

Movendo crenças

Uma conversa despretensiosa com uma amiga me faz lembrar um sonho antigo, um sonho daqueles que sonhamos acordado, que está ligado a um antigo desejo que fica hibernando dentro de nós, acorda e volta a hibernar. Assim era este sonho, que volta e meia me tomava de assalto, depois se aquietava. Mas desta vez, foi diferente. Acredito que a urgência se deu em virtude de me dar conta que esta era a hora. Sim! A hora em que olhamos para trás e vemos o caminho percorrido; para o presente e constatamos onde estamos; e para o futuro e pensamos como queremos seguir.

> [...] à medida que o homem progride em idade, a contemplação, a reflexão e as imagens interiores desempenham, o que é natural, um papel cada vez maior: os velhos terão sonhos. Isso indica que a alma dos velhos não está petrificada [...]. Na velhice deixamos que as lembranças se desenrolem diante do olho interior e encontramo-nos a nós mesmos através das imagens interiores e exteriores do passado [...] As imagens interiores impedem que nos percamos na retrospectiva pessoal: muitos homens de idade se enredam na lembrança de acontecimentos exteriores, neles se aprisionando; mas se neste olhar para o passado houver reflexão e tradução em imagens, poderá ser um *reculer pour mieux sauter*: procuro ver a linha que conduziu minha vida no mundo e que a conduz de novo para fora deste mundo (JUNG, 2006, p. 361).

Comentei com a amiga a respeito do meu desejo de aprender a andar de bicicleta. Seu espanto diante desta informação, seguido do comentário que "se aprende na infância", me tomou de cheio pois não era a primeira vez que ouvia tal frase. Era quase uma sentença que já havia internalizado como verdade. A sorte é que a amiga, num lampejo, redimiu-se ao lembrar a existência de um grupo voluntário que ensina adultos a pedalar. Assim, fui em busca, e desta vez, envidei todos os esforços para pôr em ação aquilo que estava no plano dos sonhos.

Não foi fácil, afinal, o corpo não respondia tão rapidamente ao que lhe era requisitado. Embora não me considerasse uma pessoa sedentária porque sempre que podia priorizava deslocar-me a pé, fazia alguma atividade física esporádica, eu era, sim, pois não tinha nenhuma rotina de atividade física nos últimos vinte anos. Além disso, já me encontrava na menopausa, vivia as consequências da redução na produção hormonal ganhando peso, cansada, com o ânimo reduzido, dentre outros.

No que diz respeito aos aspectos psicológicos, sou uma pessoa que há muitos anos trânsito na busca do autoconhecimento, tanto investindo em processo terapêutico quanto no que diz respeito ao estudo dos processos psíquicos e relacionais, o que me leva a reconhecer o quanto nossa humanidade nos torna vulneráveis e este é um caminho que só nos abre portas para aprofundarmos cada vez mais em nossos processos. Portanto, reconhecia que passava por um período de transição que me lançava diante de desafios que me convidavam a um mergulho mais profundo, quiçá uma mudança de rota.

Foi assim que me vi diante do desafio de descontruir crenças que ainda carregava, de forma tão bem elaborada, que nem me dava conta do quanto me limitavam (isso mesmo! criamos muralhas internas para nos protegermos de nós mesmos e ai de quem pensar que já derrubou todas: somos seres em construção). O bom disso é que o fato de vir de uma caminhada de autoconhecimento, me foi possível olhar para isso a cada momento que se manifestava e foi aí que aprender a pedalar na maturidade me permitiu ir ao encontro de mim, identificando, reconhecendo e transformando aspectos que limitavam a minha expressão.

> Lançar-me ao desafio de um novo aprendizado considerado tardio para os padrões estabelecidos, ampliou a percepção que tinha de mim no que se referia à coragem, à vitalidade, à relação com a idade (SILVA, 2021, p. 103).

Na potência da idade

Todos carregamos habilidades, talentos capacidades não realizadas, mas ao chegar a esta etapa da vida, nos é possível explorar estas áreas parcial ou ainda não totalmente conhecidas, pois o objetivo desta fase da vida deve ser mergulhar em aspectos da vida ainda não vividos, superando medos, limites autoimpostos para que, reorganizando a nossa vida interior, possamos mais plenamente viver reorientando, se necessário, a vida exterior e assim, levando uma vida mais leve e significativa.

> O aprendizado de uma nova habilidade, especialmente relacionada ao corpo e numa fase considerada já não tão propícia, com questões que envolvem o processo natural de envelhecimento, demandou que acessasse recursos internos e externos, diante dos quais me surpreendia a cada dia e, durante a construção desta pesquisa, foi evidenciado que parto de mim, mas que faço isto porque sou parte de um todo e represento uma parte deste todo, tantas outras mulheres/pessoas que vivenciam/vivenciaram situações semelhantes, respeitando que cada indivíduo tem a sua própria história, a que viveu e a que conta, que não há mapas que possam orientar sua jornada interior mas, podemos olhar para outros mapas disponíveis e identificar pontos de encontros (SILVA, 2021, p. 117).

Me joguei inteira neste aprendizado, carregando na bagagem a coragem, a ansiedade e o medo, este inimigo terrível que nos fragiliza e cria um campo atrator para a situação temida. Sentia meu corpo tenso. Tinha um instrutor, muito próximo a mim. Sentia sua respiração e o esforço físico que fazia para segurar-me. Eu lutava com a dificuldade que tenho em confiar meu corpo a alguém. Fui uma criança que caiu muito, não tinha habilidade corporal, nem dançar aprendi. Portanto, não confiava que ele conseguisse me sustentar naquela bicicleta.

Neste aprendizado, muitas vezes desequilibrei, muitas vezes caí, mas não desisti. Pedalar me dava uma sensação embriagante de liberdade, me possibilitava o contato com a natureza. A cada prática, ganhava segurança.

O processo de aprender a andar de bicicleta me colocava mais exposta diante das pessoas, da sociedade que estou inserida afinal, era uma mulher, aproximando-se dos sessenta anos, transitando nos espaços públicos de bicicleta e, ainda, sem domínio sobre a mesma, o que resultava em comentários desencorajadores, seja quando se falava dos riscos que a cidade oferece, seja porque cobravam um desempenho, performance que não era possível (ainda). Considero e, discuti sobre o assunto na minha tese de doutorado que a motivação para tal comportamento invasivo está impregnado de preconceitos que vão do fato de ser mulher e de me encontrar entrando na fase do envelhecimento.

Embora seja considerável o avanço nos estudos e pesquisas acerca do envelhecimento ainda temos muito a construir/desconstruir tendo em vista que sobre o mesmo ainda projeta uma carga de estereótipos e preconceitos atribuídos que são atribuídos ao ser velho.

Ao pedalar pude ir manifestando possíveis repertórios da relação comigo e com o outro; a memória acionada, revelando aspectos que estavam latentes em mim, explorando e expandindo, me permitindo ir além dos limites que me havia imposto no que dizia respeito ao meu corpo e voltando mais atenção para ele fui descobrindo o quanto era potente, capaz. Com isto me vi, também, cuidando mais do corpo físico, modificando hábitos alimentares, incluindo atividades físicas que provessem bem estar. Mudanças internas e externas se mesclavam, já não me identificava com a maioria das roupas e calçados que usava. A vida de ciclista me convidava a menos. Toda carga, faz diferença quando se pedala e esta foi uma metáfora que a bicicleta me deu para a vida: superar padrões, transcender necessidades de coisas que pareciam importantes, carregar menos bagagem.

O tempo passou a ser outro, não tempo corrido, nem tão devagar, mas o tempo de quem está a uma velocidade em que é capaz de contemplar a paisagem sem nela se deter. Levando o que ela lhe aciona no nível das emoções que promovem prazer e bem-estar pois,

> É sabido que poder pedalar deixa as pessoas muito mais felizes. Diversos estudos apontam que o uso da bicicleta ou a prática de outra atividade física reduz o número de estresse, melhora a saúde mentas e a auto estima, e tem efeito antidepressivo. Pessoas que pedalam ou caminham para o trabalho relatam com maior frequência do que as que usam carro ou enfrentam o trânsito, que apreciam estas viagens (BLUE, 2016, p. 78).

A bicicleta se tornou um instrumento de alegria e liberdade. Aprendi a superar os limites e me fez vestir de coragem, experimentar outros solos diferentes do que estava acostumada. Me rendi a novos desafios e os conhecimentos daí decorrentes produziram efeitos positivos aumentando a minha confiança.

Afrodite – é o nome que dei à minha primeira bicicleta – me proporcionou prazeres que jamais imaginava, como o de pedalar com os meus filhos e, juntos, apreciar a natureza e contemplar o nascer e o pôr do sol, vivenciando experiências que serão memórias afetivas mútuas que nos acompanharão para o resto das nossas vidas.

Não sabemos as ressonâncias que uma decisão pode produzir. As pegadas que deixamos serão caminhos para a nova geração. Ver a felicidade de minha neta ao pedalar com a avó experimentado a bicicleta que ganhou no Natal, me fez ver que ela me tomava como uma referência e a forte influência que estava exercendo sobre ela. Era muito engraçado vê-la, aos cinco anos, pedalando ao meu lado e repetindo o que em algum momento me viu fazer: ao cruzar com as pessoas, o alegre "bom dia" que o bom ciclista oferece; ao ultrapassar ou ver pedestres distraídos, o famoso *"bike passando à esquerda"* mesmo que ela nem soubesse o que era esquerda; ao ver um obstáculo, sinalizava *"buraco na pista"*; quando relaxada, cantarolava *"oh sol, vê se não me esquece..."*. Enfim, havia incorporada a alma de ciclista.

Aventureira aos sessenta

Vênus, a nova bicicleta veio fazer companhia a Afrodite. Seus recursos me ajudaram a aprimorar a minha performance e, mais confiante, fui me aventurando nas ruas, nas pistas e até mesmo em uma cicloviagem, um novo sonho que se instalou no meu coração. Apesar de todas as conquistas, não acreditava que estava preparada para dar um salto tão grande. O sentimento de insegurança foi neutralizado pela confiança de outros na minha capacidade de superação, uma delas, a minha filha.

Como preparação para a viagem, os treinos ficaram mais sofisticados, incluíam ladeiras, ruas e longos percursos. Passei a sair de casa para o local dos treinos pedalando e de lá para o consultório, sempre acompanhada pelo professor por se tratar de uma região com tráfego intenso e sem ciclovia, ciclofaixas. Fazer estes percursos ia abrindo a minha rede de conexões com as pessoas e os espaços da cidade. Fui me dando conta do quanto estava cada vez mais próxima às pessoas, especialmente aquelas que parecem "invisíveis", que compõem o cenário em que vivemos, mas com as quais nossas interações muitas vezes se resumem a um cordial "bom dia", "como vai", sem darmos o tempo suficiente para sabermos quem somos.

Meus primeiros 100 km foram comemorados com muita alegria junto a outras mulheres que estavam também se preparando para aquela cicloviagem, algumas delas estimuladas com o meu exemplo. Eram mulheres de diferentes idades, na sua maioria mais jovens. Tornamo-nos cúmplices, companheiras, solidárias umas às outras. Nos divertíamos, nos emocionávamos, nos apoiávamos, criando um ambiente que nos preparava para o desafio que estava por vir: Itacaré.

Apesar do medo, optei pelo desejo de realizar o sonho de fazer uma cicloviagem de bicicleta. Na verdade, depois que aprendi a pedalar este passou a ser meu maior desejo: a vontade de sair mundo a fora montada na magrela. No final de semana que antecedeu a vigem fui, junto com minha filha, à casa de minha mãe para receber a sua benção. Ela que já acompanhava, orgulhosa, minha animação com a bicicleta, confessa, emocionada, o quanto se sente feliz ao me ver realizando um sonho de criança. Como é católica, devota de Nossa Senhora, dá para a neta e para mim, um escapulário com o Sagrado Coração de Jesus e Nossa Senhora para nos proteger na viagem. Estava abençoada, preparada física e emocionalmente (na medida do possível).

Na véspera, fiz um *check list* para arrumar as mochilas com o necessário para viagem. Dentro dela, muita adrenalina, emoção, expectativa e ansiedade para o que havia de vir nos 244 Km que seriam percorridos nos próximos três dias.

Chegou o dia tão esperado! Estava ali, presente. De corpo e alma. Atenção e Intenção. Nada mais existia. Só a estrada. Parecia que um mundo novo se abria em mim. Desde o primeiro momento entendi que esta seria uma viagem que era minha, era eu comigo e meus pensamentos, sentimentos. Estabeleci uma conexão comigo e, na medida em que explorava o externo, o interno se abria, se manifestava em suas cores, cheiros e sabores.

As paradas da viagem eram o momento para estar com o outro, de interagir e comemorar. À medida em que o tempo passava, a cumplicidade ia criando vínculos de amizade e confiança e nos permitíamos nos dar a conhecer neste ambiente seguro.

A viagem mostrou os seus desafios. Trânsito, ladeiras, sol, chuva, dia, noite, mosquitos, rãs, cansaço e muitas tensões. Também revelou o seu lado poético e belo: a natureza, o pôr do sol, a alegria que vem com a liberdade, o céu estrelado. O senso de grupo e coletividade preponderou, garantindo a segurança e apoio solidário, especialmente naqueles momentos em que o sentimento de exaustão ameaçava alguém desistir.

No último dia, nos esperava a etapa mais desafiante e por todos temida. Sigo em silêncio. Contemplando, vou me nutrindo com a beleza que descortina na paisagem da serra, a vegetação, a mata, os sons dos pássaros. Vejo silhuetas montadas em suas bicicletas subindo e descendo na estrada que mais parecia um tobogã, outros correndo atrás. Ao me aproximar, vejo que eram meninos, adolescentes a brincar, sem preocupação com riscos que a brincadeira poderia resultar. Me sinto um pouco assim, pois a esta altura, a estrada já tinha me ensinado o que todos diziam e eu não internalizava: na descida, solte o freio e se entregue. Foi na entrega que pude experimentar sensações que iam além do corpo, quando o vento soprava e trazia lembranças, reflexões, insights sobre a vida, a minha vida!

O sol estava se pondo, tingindo o céu de um dourado nunca visto. O grupo ia aos poucos chegando ao topo da serra. Eu, bem atras, subia, arquejando, imprimia velocidade para ultrapassar quem estava à minha frente na mesma condição, pois temia que um desequilíbrio pudesse provocar um acidente.

Ao ver o movimento de ziguezague que alguns do grupo usava como recurso para ajudar na subida, me pus a refletir que na vida, às vezes, usamos desta estratégia e nem nos damos conta que estamos tentando driblar as dificuldades que a vida em linha reta impõe mas, para quem observa, acompanha, pode ser desafiante.

Ao vencer a última e longa ladeira, fui tomada pelo choro misturado com alegria que acompanha o momento de grandes superações. Recebo parabéns e palavras de reconhecimento pela minha conquista, com abraços e beijos. Alguns segundos se passam e eu, ainda anestesiada, procuro um olhar específico, um abraço que conheço a textura e a temperatura e o encontro: o de minha filha que, durante todo o percurso esteve presente, cuidadosa, atenta, vivendo a sua viagem de autoconhecimento e respeitando a minha experiência. Nos aproximamos. Vejo os seus marejados e lágrimas começam a escorrer pelo rosto; escuto sua voz trêmula sussurrar "parabéns", enquanto nos entregamos num abraço que só nós podemos dimensionar o seu significado. Me dou conta do quanto aquele momento, que era meu, era tão significativo para ela, que também saboreou a própria vitória. Sabia que estava ali por mim e para mim e pelo bem que fazia a ela estar ao meu lado, numa conquista como esta.

Lançar-me ao desafio de um novo aprendizado considerado tardio para os padrões estabelecidos, ampliou a percepção que tinha de mim mesma no que se referia à coragem, à vitalidade. Me dei conta de que os medos se dissiparam, que reconheço em mim uma pessoa possuidora de grande força e coragem. Que aos sessenta, a vida precisa ser vivida com mais leveza para que possamos sentir a brisa leve dos anos acariciar a nossa pele.

REFERÊNCIAS

ADAMS, Tony E.; JONES, Stacy Holman; ELLIS, Carolyn. **Authoethnography**: understanding qualitative research. Oxford: Oxford University Press, 2015.

BLUE, Elly. **Bikenomics:** como a bicicleta pode salvar a economia. Rio de Janeiro: Babilonia Cultura Editorial, 2016, 224 p.

ELLIS, Carolyn; ADAMS, Tony E.; BOCHNER, Arthur P. Autoetnografía: Un Panorama. **Astrolabio**. Nueva época, n. 14, p. 249-273, 2015

JUNG, Carl Gustav. **Memórias, sonhos, reflexões**. Rio de Janeiro: Nova Fronteira, 2006, 552 p.

SILVA, Maria Angélica Vitoriano da. **Ciclometanoia**: poética de um corpo feminino sobre duas rodas. 127f. Tese (Doutorado em Família na Sociedade Contemporânea) – Universidade Católica do Salvador, Salvador, 2021.

A VELHICE NÃO É DOENÇA:
uma visão sobre a última etapa de vida

André Luís Cabral da Silva

    A velhice é considerada a última etapa da vida, sendo composta por pessoas idosas que, no território brasileiro, são aquelas com 60 anos ou mais, segundo a Lei 10.741 de 1º de outubro de 2003 (BRASIL, 2003). O aumento da população idosa é visível em várias partes do mundo, crescendo de maneira acelerada nos países em desenvolvimento como o Brasil, estimulando muitos debates sociais. Perante o exposto, cresce também a busca pelo aprimoramento de profissionais e cientistas que estudam para reparar as demandas das diversas áreas relacionadas à velhice.

    De acordo com o Instinto Brasileiro de Geografia e Estatística – IBGE, em dezembro de 2021, a população brasileira ultrapassou a marca dos 213.971.200 habitantes, sendo 10,15% destes habitantes, pessoas acima de 65 anos. Estima-se que estes números crescerão ainda mais nos próximos anos, e a população idosa atingirá a dimensão de 19,58% em 2045 e até 2060, será 25,49 % da população geral (IBGE, 2021).

    Nesse contexto, as inovações teóricas, técnicas, farmacológicas, não farmacológicas e de produtos voltados às pessoas idosas são propostas, objetivando contribuir com a qualidade de vida desta parte da população. No entanto, todas as inovações frente às demandas precisam ser refletidas, preservando a ética, os benefícios e minimizando os possíveis riscos ou danos às pessoas e ao meio ambiente. Entre as mudanças atuais, esteve em debate a inclusão da "velhice" como classificação diagnóstica para pessoas idosas.

    Faz mais de cem anos que se buscam fixar as terminologias que compõem informações relevantes para a saúde, considerando os aspectos dos diferentes territórios mundiais. Até o presente, um dos objetivos dos sistemas de saúde foi de organizar estas informações, listando os registros de causas e efeitos de enfermidades, descrevendo e explicando os fatores que se associam a morte das pessoas, para a redução da mortalidade.

    Cano-Gutierrez *et al.* (2021) destacam que a Organização Mundial de Saúde – OMS, desde 1948, publica a Classificação Internacional de Doenças – CID, apresentando a lista de terminologias e códigos de enfermidades que são atualizados a cada dois ou três anos e revisados em profundidade a cada 10 ou 15 anos. Assim sendo, as novas revisões que consideram o que é emergente ou o que está em desuso nos novos momentos históricos, e visam a contribuírem com o acréscimo ou o abandono de terminologias para as classificações diagnósticas de doenças.

A revisão mais atual da CID, prevista para funcionar a partir de janeiro de 2022, foi aprovada em maio de 2019 na Assembleia Internacional de Saúde (CANO-GUTIERREZ et al., 2021). Nela, a nova categorização de velhice associada com doença levantou controvérsias em relação às características das pessoas idosas longevas, intensificando alguns conflitos referentes às estereotipias negativas e que são encontradas em fenômenos como o idadismo.

O idadismo ocorre quando a idade é usada para generalizar as pessoas, criando categorias, dividindo-as e considerando às estereotipias ou prejulgamentos em função da idade. Dessa maneira, podem-se causar prejuízos, desvantagens e injustiças, dificultando a solidariedade entre as gerações (OMS, 2021).

Para entender o funcionamento do idadismo, pode-se compreendê-lo sob a Teoria das Representações Sociais, pois ambos são vistos, considerando os processos socialmente elaborados, compartilhados, que contribuem para a construção de uma realidade comum às pessoas e que possibilitam a comunicação. Estes fenômenos são acessados a partir de componentes cognitivos, imagens, conceitos, categorias, teorias, e devem ser entendidos a partir do contexto da produção social de sentidos (SPINK, 1993).

A partir destas preliminares, objetivou-se neste estudo, refletir sobre as possíveis consequências da velhice entendida como doença, quando esta é categorizada nos manuais para diagnósticos, como a Classificação Internacional de Doenças – CID-11. Argumenta-se que esta terminologia pode ser uma ameaça às pessoas idosas, quando está funcionando como um estímulo às estereotipias negativas que a população constrói sobre a velhice, e que passam de geração em geração. Assim sendo, perguntou-se: a velhice categorizada como doença nos manuais para diagnósticos pode ser uma ameaça à representação social que se produz sobre as pessoas idosas?

Para este propósito, discutiu-se a velhice como etapa de vida, considerando a heterogeneidade e os possíveis ganhos e perdas das pessoas idosas. Refletiu-se o modelo biológico como preponderante na CID, citando que a velhice é uma categoria social, com tendências atuais a ser fixada nas classificações diagnóstica, gerando controvérsias em relação às políticas de saúde do envelhecimento, as mesmas que são propostas pela Organização Mundial da Saúde – OMS. Por último, apresentaram-se alguns dos aspectos psicossociais referentes à velhice, apontando brevemente a ocorrência do idadismo sob o olhar da Teoria das Representações Sociais.

A velhice como etapa de vida

O que é a velhice afinal? Sob a visão desenvolvimentista a velhice é uma etapa da vida, porém a resposta não é tão simples, considerando que existem muitos discursos que tentam explicá-la, e que cada um deles recebe um conjunto de forças intelectuais e culturais que variam em cada época histórica.

Ao longo do tempo a velhice foi conceituada a partir das perdas e dos ganhos relacionados a ela, gerando as visões mais pessimistas, que geralmente destacam a decrepitude de um corpo envelhecendo, e outras visões mais otimistas que valorizam o acúmulo de experiência, a autoestima e as novas oportunidades de vida.

Cícero (2013) fala de velhice destacando perdas como o enfraquecimento corporal, a privação de prazer e uma saciedade já alcançada. Em sua tese escrita antes de Cristo, ele faz uma pergunta afirmativa: "que há de mais natural para um velho que a perspectiva de morrer?" (p. 57). Evidencia que esta etapa da vida requer a preparação para a morte, acompanhada pelo desejo constante de se manter com a inteligência intacta e os sentidos despertos. Destaca que se vivem as tendências à desmotivação, que o(a) velho(a) não deve "renunciar sem razão ao pouco de vida que lhes resta" (p. 58), e que "quando esse momento chega, a saciedade que sentimos nos prepara naturalmente para a proximidade com a morte" (p. 61).

Em contraste às perdas biológicas podem-se destacar os ganhos da velhice considerando a experiência, o aprendizado e o conhecimento adquirido pelo(a) velho(a) durante os anos vividos. Rabinovich *et al.* (2021) ressaltam que esta visão se aproxima do Arquétipo do Velho Sábio proposto na teoria psicológica de Carl Jung, sendo um conceito relacionado à sabedoria, à experiência, aos conselhos, à vivência e ao tempo. Os arquétipos são padrões interiorizados e presentes em todos os seres humanos, e que são acessados a partir das situações vividas por eles.

Sob estes pontos de vista, ora mais otimistas e ora pessimistas, foram emergindo muitas teorias e paradigmas por vezes contraditórios. Um exemplo disto é a Teoria do Desengajamento e Afastamento de Henry (1961), que pensando nas limitações da velhice, propõe a preparação para um afastamento social, e em contradição a esta, a Teoria da Atividade proposta por Havighurst (1968), que impulsiona as pessoas na velhice a manterem as atividades buscando mais satisfação nesta etapa da vida. (FREITAS *et al.*, 2002).

Outras teorias destacam o equilíbrio possível entre ganhos e perdas da velhice, influenciados pelo modo como cada pessoa se organiza durante o curso de vida. A perspectiva *Life-Span* posta por Baltes (1987) descreve o envelhecimento como um processo multideterminado e heterogêneo, categorizando-o em três tipos:

> Normal, referindo-se às alterações típicas e inevitáveis ao envelhecimento; patológico, em que se encontram os casos de doenças, disfuncionalidade e descontinuidade do desenvolvimento; e ótimo ou saudável, caracterizado

por um ideal sociocultural de excelente qualidade de vida, funcionalidade física e mental, baixo risco de doenças e incapacidade, bem como engajamento ativo com a vida (SCORALICK-LEMPKE; BARBOSA, 2012, p. 648).

Outros autores apontam a velhice como saudável, sublinhando as mudanças que contribuíram com a longevidade ou vida longa, como as novas tecnologias para a saúde, as mudanças comportamentais que incluem mais produtividade, participação social, atividades físicas, educação alimentar, investimento no bem-estar, lazer e na educação, destacando com isto o aumento do tempo médio vivido pelas pessoas e com mais qualidade de vida.

Pela longevidade e transição demográfica pode-se dizer que a velhice é um acontecimento que também vem se destacando mais recentemente na ordem humana, sendo vista cada vez mais como categoria social e herdeira dos avanços da medicina que contribuíram para o aumento dos anos de vida (SOARES, 2020).

A diminuição da mortalidade, o controle epidemiológico e a melhoria da qualidade ambiental (sistema de saúde, saneamento e outros) aumentaram a expectativa de vida da população. O número de anos vividos no Brasil era de 74,1 anos em 2011, passando para 74,6 anos no ano de 2012, e podendo atingir 84,3 anos ou mais em 2100. Para um brasileiro de 40 anos, por exemplo, a estimativa é que ele viva até os 78,3 anos (BRASIL, 2021).

No imaginário social, até os tempos atuais, a velhice esteve associada muito mais a perdas que levam à ruptura e ao isolamento, sendo ressaltada a imagem negativa de ser velho(a) à perda de papéis sociais e à precariedade das condições de vida. Essas são consideradas como antigas imagens negativas associadas à velhice e que foram importantes para a conquista de direitos sociais, porém atualmente não se sustentam mais. Hoje, torna-se necessária a adoção de uma nova representação para as pessoas em idade avançada, associada também à produtividade e a saúde (MAIA, 2008).

Um estudo da Universidade Federal do Estado do Rio de janeiro investigou a concepção sobre a velhice em profissionais da saúde e apontou que a velhice pode ser percebida de formas diferentes, destacando suas dimensões biológica, cronológica, psicológica e social. Constatou-se que a concepção de velhice pelos profissionais de saúde, independente da idade cronológica, era muito mais norteada por fatores como dependência ou independência, capacidade funcional e de como o(a) próprio(a) idoso(a) percebe e comunica a sua própria condição de velhice (RAPOSO; LEITE; MACIEL, 2018).

Na existência de um consenso entre os estudiosos das ciências que pesquisam a velhice, fala-se da existência de uma heterogeneidade, pois não se pode falar de velhice como algo homogêneo uma vez que não é possível agrupar em uma só categoria as múltiplas características que cada sujeito pode viver nesta etapa da vida (EIZERIK; BASSOLS, 2013).

Além das escolhas particulares de cada sujeito ao longo da vida, a heterogeneidade da velhice é determinada por diferenças de idade, gênero, classe socioeconômica, etnia, status migratório ou de deslocamento, residência urbana ou rural, entre outros. A heterogeneidade, sendo um fator que, dependendo como ele se apresente, pode comprometer a inclusão da pessoa idosa na sociedade e a sua qualidade de vida, podendo apontar para aspectos relacionados à saúde e não somente à doença (GEEHPTS, 2021).

Deste modo, a heterogeneidade da velhice nos coloca diante da complexidade biopsicossocial da natureza humana desta etapa da vida, não sendo possível explicá-la por meio de supergeneralizações. Segundo Neri (2014, p. 27) "crenças e avaliações baseadas em processos de supergeneralização ou supersimplificação comumente conduzem a preconceitos e estereótipos". A autora explica que nas supergeneralizações são atribuídas a todos os membros de uma categoria as características que somente são observadas num número reduzido de pessoas, exatamente como as crenças em que todas as pessoas envelhecem do mesmo jeito, colocando todas as pessoas idosas como iguais em seus processos (NERI, 2014).

O modelo preponderante na Classificação Internacional de Doenças da OMS

Os sistemas de classificação relacionados à saúde como a CID têm sido adaptados pela OMS considerando os conhecimentos de cada momento histórico, sendo destinados não somente para os médicos e cientistas, mas para todas as necessidades dos sistemas de saúde (CANO-GUTIERREZ *et al.*, 2021). Contudo, o modelo que prepondera na classificação de doenças, reverencia os aspectos biológicos, muitas vezes subjugando os aspectos psicológicos e sociais que são tão importantes quanto estes na definição da qualidade de vida dos sujeitos.

No tempo histórico atual ainda se observa uma centralidade no tratamento de patologias e dos cuidados direcionados ao corpo biológico, gerando dificuldades na implantação da perspectiva do cuidado integral, e que gera déficits na formação das equipes, nas condições e relações de trabalho. Nesta perspectiva, estudos apontam para a necessidade de propostas e políticas estruturantes de um modelo que avance para além do paradigma biomédico (FERTONANI *et al.*, 2015).

Os médicos do início do século XIX até então não definiam a velhice como uma categoria social que deveria ser separada dos outros pacientes mais jovens, buscando tratamentos específicos. Ser velho(a) era sinônimo de debilidade da saúde como uma característica essencial e inevitável que apresentava uma quantidade limitada de vitalidade que lentamente decairia (SOARES, 2020). Desta maneira, os médicos se baseavam nas perdas biológicas da velhice, inclusive com propensões às supergeneralizações das pessoas idosas.

O envelhecimento é um processo natural e universal junto ao desenvolvimento humano, acompanhado por declínios biológicos, sendo que cada organismo tem um ritmo próprio no envelhecimento (NERI, 2014). Todavia é preciso acrescentar ao biológico outras perspectivas que definam a integralidade humana, pois somente a classificação que evidencia as características físicas ou especificidades biológicas, não contempla a heterogeneidade e a complexidade biopsicossocial inerente à velhice.

A velhice precisa ser observada em sua construção social, que são expressas por diversidades como raça, gênero, classe, entre outras características que tornam as experiências do envelhecimento muito distintas e os significados a ela associados extremamente heterogêneos (SOUSA; FELIPE, 2014).

Nas últimas décadas, com a transição demográfica, a velhice ficou mais evidenciada em países em desenvolvimento, e Cano-Gutierrez *et al.* (2021, p. 2) aponta que essa transformação social "ejerce presíon sobre la organización de los sistemas de salud en todo el mundo". O envelhecimento da população heterogênea acarreta muitas demandas, entre elas as epidemiológicas que são caracterizadas por doenças crônicas e degenerativas mais comuns na velhice do que em outras épocas da vida, sendo que estas estão associadas às doenças transmissíveis no Brasil, e este é um aspecto que impulsiona a velhice à dicotomia saúde versus doença.

A OMS (2005) se preocupa que os governantes continuem aplicando os recursos no controle e erradicação de doenças infecciosas, como também implementem políticas, programas e parcerias intersetoriais que possam ajudar a deter a expansão em massa de doenças não transmissíveis crônicas.

Entretanto, para a OMS, o conceito de Saúde não se resume à ausência de doenças biológicas, sendo posto como um estado de completo bem-estar físico, mental e social e não somente ausência de afecções e enfermidades (BRASIL, 2021), ou seja, considera os aspectos psicossociais. Por isto, nos manuais de diagnósticos como a CID, devem-se contemplar os amplos fatores psicossociais que são relacionados com a saúde da população em várias etapas da vida, sendo classificados e revisados periodicamente.

Nesse contexto, a troca da categoria "Senilidade" por "Velhice", na nova CID-11, apontou para as deficiências na construção desta terminologia uma vez que não se apresenta em consonância com os marcos teóricos e conceituais vigentes, postos no campo do envelhecimento humano, sob a perspectiva psicossociais. Esta teorização e criação de conceitos são inclusive aprovadas pela OMS que visa às melhores estratégias de atenção à saúde da população idosa (CANO-GUTIERREZ *et al.*, 2021), apesar disso, a OMS apresentou controvérsias entre as propostas à nova CID-11 e os seus documentos anteriormente publicados.

A Organização Mundial da Saúde, por exemplo, contribuiu com estudos postos para a Segunda Assembleia Mundial sobre Envelhecimento de Madri, Espanha, realizada em abril de 2002 e que incentivou muitas das propostas de saúde como o Envelhecimento Ativo. Deste evento técnico e científico muitos documentos informativos sugiram em vários territórios do mundo, especialmente para os países em desenvolvimento, estimulando estratégias de cuidados à população envelhecendo e na velhice. Entre estes documentos encontram-se referencias psicológicas e sociais à velhice, apontando-a como etapa de vida que também pode ser vivenciada com saúde, não sendo supergeneralizada como doença:

> Homens e mulheres que se preparam para a velhice e se adaptam a mudanças fazem um melhor ajuste em sua vida depois dos 60 anos. A maioria das pessoas fica bem humorada à medida que envelhece e, em geral, os idosos não diferem muito dos jovens no que se refere à capacidade de solucionar problemas (OMS, 2005, p. 27).

A OMS (2015) no Informe Mundial sobre o envelhecimento e a saúde, também definiu a velhice como saudável, destacando o envelhecimento como um processo aonde é possível aos sujeitos manterem uma vida funcional e adaptada aos seus próprios interesses. Isto posto, ao classificar a velhice como doença, diferentemente do que se faz com a infância, a adolescência e a adultez, a OMS afasta-se de uma perspectiva de curso de vida, aonde as pessoas envelhecem heterogeneamente, apresentando ou não doenças. Assim, ressalta-se o que a própria OMS (2005, p. 20) salienta: "as políticas e programas precisam desmistificar estereótipos ultrapassados e informações errôneas".

Após as diversas discussões sobre a troca da categoria na nova CID-11, em dezembro de 2021 a OMS reconheceu que classificar a velhice como doença na CID-11, causada por processos patológicos que persistentemente levam à perda da adaptação do organismo e ao progresso em idades mais avançadas, seria um retrocesso à luta por um envelhecimento posto como ativo e saudável (MARTINS, 2021). Consequentemente, a OMS entrou em concordância com o pensamento de muitos profissionais da Gerontologia que se expuseram em seus documentos:

> Consideramos imprescindible cambiar, o al menos matizar, el epígrafe "vejez" de la CIE-11 para que no se perciba como un síntoma, signo o resultado clínico anómalo (como sugiere la clasificación), y se abra la opción de introducir otros términos no incluidos y que reflejan mucho mejor el estado de envejecimiento patológico (CANO-GUTIERREZ *et al.*, 2021, p. 3).

O idadismo e o campo psicossocial relacionado à velhice

A compreensão e a conceituação sobre a velhice na sociedade é uma construção social que mobiliza os pensamentos humanos no cotidiano e que desembocam nas relações entre os sujeitos e os grupos. Definir a velhice como doença interfere diretamente na sociedade e nos comportamentos que as pessoas de várias idades têm diante desta etapa da vida, inclusive na maneira como as pessoas idosas se relacionam com elas mesmas.

As atitudes em relação à velhice ocorrem a partir da cognição e da afetividade de sujeitos que exercem sobre eles mesmos uma função orientadora em relação aos sentidos dados às pessoas idosas. A velhice pode ser entendida por meio da experiência subjetiva, individual e de grupos, desta forma, quando ela é observada por sujeitos, provoca diferentes sentimentos e cognições que exercem uma orientação ao comportamento e as relações sociais (NERI, 2014).

Apesar da existência de muitas concepções sobre a velhice, ainda é prevalente na sociedade aquelas que estão fortemente associadas aos preconceitos referentes à idade, compreendidos como ageísmo ou idadismo, sendo esta considerada "a terceira forma de discriminação mais comum no Ocidente, ficando atrás apenas do racismo e do sexismo" (VIANA; HELAL, 2021, p. 175).

O idadismo prejudica a saúde e o bem-estar, sendo uma grande barreira para que sejam sancionadas políticas e medidas que promovem o envelhecimento saudável (OMS, 2021), pois se refere essencialmente às atitudes que os indivíduos e a sociedade têm com os demais em função da idade, o que engloba o preconceito e os estereótipos formados (VIANA; HELAL, 2021).

As formas de discriminação evidenciadas pelo idadismo podem variar colocando as pessoas idosas como alvo de 'piadas'; ignorando-as, ou não as levando a sério; ofendendo-as, chamando-as de velho(a) como algo pejorativo; rejeitando-as, tratando-as com menos dignidade; e falando alto aos ouvidos sem que haja esta necessidade, tudo isto em decorrência da idade. Também se considera idadismo quando os médicos, profissionais de saúde, ou outras pessoas generalizam quem tem a idade avançada como doente, ou quando em decorrência da idade sugerem não compreender o(a) idoso(a) e, ainda, quando as próprias pessoas idosas sugerem serem velhos(as) demais para determinadas atividades (ROZENDO, 2016).

O idadismo começa na infância e é reforçado com o tempo, pois, desde a mais tenra idade, as crianças, por meio de seu convívio com as pessoas, captam mensagens emitidas e subentendidas sobre os estereótipos e preconceitos de sua cultura, e essas mensagens são assimiladas em pouco tempo. Depois, as pessoas usam esses estereótipos para fazer inferências e orientar seus sentimentos e comportamentos em direção a pessoas de diferentes idades e a si própria (OMS, 2021).

Pode-se entender o Idadismo sob a ótica da Teoria das Representações Sociais proposta por Moscovici (1961), que é um estudo científico do senso comum e que varia conforme as inserções específicas do contexto de relações sociais. Esta teoria se refere "sobre os processos através dos quais os indivíduos em interação social constroem explicações sobre objetos sociais" (p. 379). Assim, a representação social designa ao mesmo tempo um produto e um processo, sendo uma forma de conhecimento e criação de sentidos, elaborada e partilhada socialmente, contribuindo para a construção de uma realidade comum a um conjunto social (WACHELKE; CAMARGO, 2007).

Diante desta compreensão teórica, acredita-se que é possível (re)configurar um determinado fenômeno social para o senso comum, contribuindo diretamente nas relações sociais, fortalecendo estereótipos ou enfraquecendo-os, promovendo o bem-estar das pessoas. Um exemplo disto é a construção social do conceito da "terceira idade" alterando-o para a ideia da "melhor idade", em oposição à visão pessimista de "velhice".

Segundo esta perspectiva deve-se dar a ênfase aos ganhos com a chegada da velhice, apontando-a como "melhor idade", pois isto favorece a desconstrução da velhice associada a doenças, morte e inatividade. Entretanto, ressalta-se que é preciso ponderar, pois a supergeneralização, mesmo para uma visão mais otimista da velhice, também pode desconsiderar a pluralidade de experiências no envelhecimento (CASTRO; CAMARGO, 2017).

Deste modo, considerar as diversidades existentes nas "velhices" e a construção de discursos a ela relacionados, requer o investimento em estratégias com base teórica e científica para prevenir ricos ou prejuízos como o idadismo, construindo movimentos para mudar o discurso pessimista em torno da idade e do envelhecimento, como aponta a OMS (2021), no Relatório mundial sobre idadismo:

> Governos, organizações da sociedade civil, agências da ONU, organizações para o desenvolvimento, instituições acadêmicas e de pesquisa, empresas e pessoas de todas as idades podem se juntar ao movimento para reduzir o idadismo. Se unindo uns aos outros como uma ampla coalizão,

podemos melhorar a colaboração e a comunicação entre as diferentes partes interessadas envolvidas no combate ao idadismo (OMS, 2021, p. 4).

Considerações finais

Neste estudo foi possível destacar a inexistência de um conceito único sobre a velhice e sua heterogeneidade e que isto é o resultado da complexidade pertencente a esta etapa de vida. Esta diversidade interfere diretamente nas visões e condutas que a população assume frente a ela, inclusive nas tentativas de conceituação que exigem a consciência sobre as forças que interferem, social e individualmente, na forma como se lida com a velhice.

Foi possível refletir sobre a velhice categorizada como doença em manuais para diagnósticos como a Classificação Internacional de Doenças – CID-11. Argumentou-se que esta categorização pode ser uma ameaça às pessoas idosas, por se associar às estereotipias negativas observadas no idadismo. Frente à teorização das representações sociais, é possível inferir que categorizar a velhice como doença em manuais diagnósticos como o CID-11 pode reforçar a visão pessimista que a população constrói sobre a velhice, e que é atrelada ao senso comum passando de geração em geração, também reforçando o idadismo.

Em síntese, considerou-se que a diversidade existente nas "velhices" requer que os conceitos que buscam expressá-las nas suas complexidades sejam pensados com precaução, considerando o respeito pela dignidade humana que se mantém ou se extingue diante das construções sociais. A forma com que se representa socialmente a velhice define a identidade de muitos grupos, orientando práticas sociais, justificando as ações e as tomadas de posição na sociedade.

REFERÊNCIAS

BRASIL. **Lei nº 10.741, de 1º de outubro de 2003. Dispõe** sobre o Estatuto do Idoso e dá outras providências. Brasília: Presidência da República. 2003. Disponível em: http://www.planalto.gov.br/ccivil_03/leis/2003/L10.741.htm. Acesso em: 19 dez. 2021.

BRASIL. Ministério da Mulher, da Família e dos Direitos Humanos. **Expectativa de vida do brasileiro sobe para 74,6 anos**. 2021. Disponível em: https://www.gov.br/mdh/pt-br/sdh/noticias/2013/dezembro/expectativa-de-vida-do-brasileiro-sobe-para-74-6-anos.

CANO-GUTIERREZ, C. *et al*. La vejez y la nueva CIE-11: posición de la Academia Latinoamericana de Medicina del Adulto Mayor. **Revista Panamericana del Salud Publica**. v. 45, 2021. DOI: https://doi.org/10.26633/RPSP.2021.112. Acesso em: 19 dez. 2021.

CASTRO, A.; CAMARGO, B. V. Representações sociais da velhice e do envelhecimento na era digital: revisão da literatura. **Psicologia em Revista**, Belo Horizonte, v. 23, n. 3, p. 882-900, dez. 2017. Disponível em: http://pepsic.bvsalud.org/pdf/per/v23n3/v23n3a07.pdf. Acesso em: 19 dez. 2021.

CÍCERO, M. T. **Saber envelhecer e A amizade**. Porto Alegre: L&PM, 2013.

EIZERIK, C. L.; BASSOLS, A. M. S. **O ciclo da vida humana**: uma perspectiva psicodinâmica. Porto Alegre: Artmed, 2013.

FERTONANI, H. P. *et al*. Modelo assistencial em saúde: conceitos e desafios para a atenção básica brasileira. **Revista Ciência e Saúde Coletiva**. v. 20, n. 6, 2015. DOI: https://doi.org/10.1590/1413-81232015206.13272014. Acesso em: 19 dez. 2021.

FREITAS, V. F. *et al*. **Tratado de Geriatria e Gerontologia**. Rio de Janeiro: Guanabara Koogan, 2002.

GRUPO DE ESTUDOS SOBRE O ENVELHECIMENTO HUMANO NA PERSPECTIVA DA TOTALIDADE SOCIAL – GEEHPTS. **Velhice não é doença**: resultado da consulta à memória das assembleias mundiais para o envelhecimento humano e das conferências regionais intergovernamentais sobre envelhecimento e direitos do idoso na América Latina e Caribe. Recife:

UPE, 2021. Disponível em: http://www.upe.br/images/documento_velhice_nao__doena_.pdf. Acesso em: 19 dez. 2021.

IBGE, Instituto Brasileiro de Geografia e Estatística. **Projeção da População do Brasil**. Disponível em: http://www.ibge.gov.br. Acesso em: 12 dez. 2021.

MARTINS, J. P. S. **Urgente**: OMS vai retirar a classificação de velhice como doença da CID-11. LOGEVINEWS. 2021. Disponível em: https://longevinews.com.br/2021/12/14/urgente-oms-vai-retirar-a-classificacao-de-velhice-como-doenca-da-cid-11/. Acesso em: 19 dez. 2021.

MAIA, G. F. Corpo e velhice na contemporaneidade. **Revista Estudos e Pesquisas em Psicologia**, v. 8, n. 3 p. 704-711, 2008. Disponível em: http://pepsic.bvsalud.org/pdf/epp/v8n3/v8n3a11.pdf. Acesso em: 19 dez. 2021.

NERI, A. L. **Palavras-chave em Gerontologia**. Campinas: Alínea, 2014.

ORGANIZAÇÃO MUNDIAL DE SAÚDE – OMS. **Envelhecimento ativo**: uma política de saúde. Brasília: Organização Pan-Americana da Saúde, 2005. Disponível em: http://bvsms.saude.gov.br/bvs/publicacoes/envelhecimento_ativo.pdf. Acesso em: 19 dez. 2021.

ORGANIZAÇÃO MUNDIAL DE SAÚDE – OMS. **Relatório sobre o idadismo**: resumo executivo. Brasília: Organização Pan-Americana da Saúde, 2021. Disponível em: https://www.paho.org/pt/documentos/relatorio-mundial-sobre-idadismo-resumo-executivo. Acesso em: 19 dez. 2021.

RABINOVICH, E. P. *et al*. Significados e experiências de vida na velhice de centenários. **Memorandum**, v. 38, 2021. DOI: https://doi.org/10.35699/1676-1669.2021.34397. Acesso em: 19 dez. 2021.

RAPOSO, M. A. M.; LEITE, F. M. C.; MACIEL, P. M. A. Conception of old age: a study with health professionals from a university hospital. **Revista Fun Care Online**. v. 10, n. 4, p. 958-963. 2018, DOI: http://dx.doi.org/10.9789/2175-5361. Acesso em: 19 dez. 2021.

ROZENDO, A. S. Ageísmo: um estudo com grupos de Terceira Idade. **Revista Kairós Gerontologia**, v. 19, n. 3, p. 79-89, 2016. DOI: https://doi.org/10.23925/2176-901X.2016v19i3p79-89. Acesso em: 19 dez. 2021.

SCORALICK-LEMPKE, N. N.; BARBOSA, A. J. G. Educação e envelhecimento: contribuições da perspectiva Life-Span. **Revista Estudos de Psicologia (Campinas)**. 29 (suppl 1) p. 647-655, 2012. DOI: https://doi.org/10.1590/S0103-166X2012000500001. Acesso em: 19 dez. 2021.

SPINK, M. J. P. O conceito da representação social na abordagem psicossocial. **Caderno de Saúde Pública**, v. 9, n. 3, p. 300-308, 1993. DOI: https://doi.org/10.1590/S0102-311X1993000300017.

SOARES, F. M. P. **Envelhescência**: o trabalho psíquico. Curitiba: Appris, 2020.

SOUSA, T. W. S. S.; FELIPE, S. M. N. A construção da categoria velhice e seus significados. **Revista Eletrônica de Humanidades do Curso de Ciências Sociais da UNIFAP**, v. 7, n. 2, p. 19-33, 2014. Disponível em: https://periodicos.unifap.br/index.php/pracs/article/view/1384. Acesso em: 19 dez. 2021.

VIANA, D. H.; HELAL, L. O. Ageísmo: uma revisão integrativa da literatura **Revista Conhecimento & Diversidade**, v. 13, n. 29, p. 171-191, 2021. DOI: http://dx.doi.org/10.18316/rcd.v13i29.8115. Acesso em: 19 dez. 2021.

WACHELKE, J. F. R.; CAMARGO, B. V. Representações Sociais, Representações Individuais e Comportamento. **Revista Interamericana de Psicología/Interamerican Journal of Psychology**, v. 41, n. 3 p. 379-390, 2007. Disponível em: http://pepsic.bvsalud.org/pdf/rip/v41n3/v41n3a13.pdf. Acesso em: 19 dez. 2021.

ENVELHESCÊNCIA: pathos, ethos, logos ou certos modos de envelhe(ser)

José Luis Sepúlveda Ferriz

> *Só existe uma solução para que a velhice não seja uma paródia absurda da nossa vida anterior, e essa consiste em prosseguir naquelas ocupações que dão sentido à existência.*
> Simone de Beauvoir

Introdução

É muito curioso que a filosofia sempre se perguntou pelas causas, a origem e a natureza das coisas. Entre as grandes questões com as quais podemos dizer que o ser humano se admirou, estão a natureza do universo, a sabedoria e o conhecimento humanos; pelas questões existenciais como a vida, a morte, a angústia, o ser, o corpo; questões morais e éticas como a liberdade e a justiça, os problemas decorrentes da vida social e política, a religiosidade ou espiritualidade, entre outras. E tudo isto para quê? Qual a motivação em trazer todos estes grandes "problemas/mistérios" para dentro de nós, para nossa vida interior? Penso que seja DAR SENTIDO à nossa existência. Pensar no sentido da existência, desde nossas vivências e experiências, ou seja, fenomenologicamente, nos leva a refletir a vida em relação com o mundo e com os outros desde a nossa subjetividade. Subjetividade como processo de descoberta do "eu" na sua relação com um "tu", como possibilidade de um "nós". A subjetividade se faz (inter)subjetividade, ou seja, sempre estamos com possibilidade de transcender a nós mesmos, *a partir de* e *junto com* o outro.

No nosso caso, refletir sobre a envelhescência[1], fase em que eu já me encontro, podemos nos perguntar: que significa envelhecimento para o sujeito que sabe que envelhece? O que vemos e o que não vemos quando envelhecemos? O corpo se transforma no único interlocutor possível no processo de envelhecimento? Mas como refletir, com argumentos filosóficos, sobre a envelhescência ou o processo do envelhecimento entendido como experiência da vida, em que todos se esforçam em alcançar e, quando o conseguem, todos tentam fugir ou culpar? Questões complexas, que envolvem olhares distintos

---

1 Envelhescência: A envelhescência é um termo criado pelo sociólogo e psicanalista Manoel Berlinck (1996, 2000), que compreende os 45 aos 65 anos de idade, uma espécie de fase intermediária entre a idade adulta e a velhice, à semelhança, aliás, do que a adolescência consiste entre as fases da infância e adulta. Embora neste artigo seja conceitualizada como processo de envelhecimento, se tornar velho na existência, no tempo.

e que nos fazem pensar na finitude existencial da vida, na temporalidade e nas diferentes relações que o processo de envelhecimento gera em nós.

Sempre o ato de "olhar" causa aflição, angústia, já que neste caso concreto, olhar para o corpo que envelhece, é olhar para a vida e perceber sua fugacidade, e isso provoca em nós certos incômodos existenciais. Mas também ficamos angustiados e até com medo, do que os outros vêm em nós, o que percebem sobre nós e o pensam sobre nós quando esse olhar do outro enxerga nosso corpo cansado, vivido, submetido ao tempo. A vida como espacialidade e temporalidade é relação, campo de presença na nossa existência. Isto nos remete tanto a uma dimensão individual quanto também social do envelhecer.

> Mas a coexistência, que com efeito define o espaço, não é alheia ao tempo, ela é a pertença de dois fenômenos à mesma vaga temporal. Quanto à relação entre o objeto percebido e minha percepção, ela não os liga no espaço e fora do tempo: eles são contemporâneos. [...] A percepção me dá um "campo de presença" (MERLEAU-PONTY, 1994, p. 358).

Na história da filosofia não temos muitos autores que tenham tratado o tema do envelhecimento de forma intensa, acadêmica, só algumas referências como Cícero (106. a. C – 43. a. C) com sua obra clássica *De Senectute* (2017), o livro *Sobre a Velhice* (1990) de Simone de Beauvoir (1908-1986) e Norberto Bobbio (1909-2004) com sua obra autobiográfica *Tempo e Memória* (1997). Isto não quer dizer que o envelhecimento não seja tema filosófico, reflexivo, bem pelo contrário. O lugar da envelhescência como processo natural, gradual, inerente, contínuo e irreversível de envelhecimento da vida, está no "entre". Não é somente um "entre" cronológico (adulto/velho), e sim, o "entre diatópico" o processo através do qual precisamos de outros olhares, de outros saberes, de outras experiências, de outras vivências, de outros corpos, outras vozes, com os que possamos ouvir e sentir nossa existência. Para mim, isto significa, *Travessia*, entendida como Abertura e Cuidado!. Há um entrelaçamento da minha vida com a vida dos outros. Envelhecer é se abrir ao mundo e encarar a travessia, somos seres-no-mundo (HEIDEGGER, 1995) e cuidar do ser é cuidar da nossa existência e tudo o que ela significa e representa, especialmente como seres-em-relação. Uma relação que se transforma em formadora de subjetividade, ou seja, de inter-subjetividades porque sempre estamos e somos influenciados, afetados pela relação com o outro (Eu-Tu-Nós).

Nos perguntar pelo sentido da vida desde o período da envelhescência nos remete a pensar na passagem do tempo, na temporalidade da nossa própria imanência, nas próprias limitações que o nosso corpo vai adquirindo, qual é o sentido da morte, pensar na intensidade das nossas relações, entre outras.

Não tanto como passagem cronológica da vida (fase natural e inerente), e sim como experiência das vivências. Uma experiência de vivências que tragam uma forma de refletir sobre o envelhecimento como *envelhe(ser)*. Ou seja, descobrir sempre que as capacidades, transformações e limitações em nossa existência fazem parte do que poderíamos entender que é o sentido da vida, já que nossa existência não é estática e sim dinâmica e em constante desenvolvimento. É um contínuo processo de abertura ao mundo, somos seres-no-mundo, de relações e de aprendizados.

Portanto, o sentido que vamos dando a nossa existência se transforma no ser que determina quem nós somos, o para quê de nossas ações. Tudo isso faz que nos descubramos como sujeitos agentes numa realidade que nos projeta no mundo, nos condiciona, que nos limita, que de muitas formas nos confunde, nos angustia, mas, ao mesmo tempo, nos carrega de vida, de esperança, nos impulsiona a dar conta da nossa existência com autenticidade, com serenidade junto com as vivências e as memórias de nossa temporalidade concreta, situacional, mas que também se abre à transcendência, entendida como a busca constante por outrem, pelo Outro.

Me interessa refletir sobre o envelhecimento ou processo de envelhecimento, não desde o campo social ou psicológico, em que encontraremos abundante e rica literatura especializada sobre o tema, e sim desde o campo antropológico/filosófico, entendendo a envelhescência como a arte de adquirir sabedoria com o passo do tempo, com a experiência da vida, com as imagens de nossa memória, como busca de sentido a partir de uma forma particular de ser no mundo (*Da-sein*).

O processo de envelhecimento não deve ser encarado somente como problema biológico e de saúde, já que tem por trás dessa ideologia todo um pensamento propositivamente mercadológico, e sim como "*oportunidade de*", "*possibilidade de*". A minha reflexão não tem a pretensão de provar nada, como também não se esgota em si mesma, já que estou tratando o tema da envelhescência como um processo, como travessia. Mais como uma "provocação que nos leve a pensar", que desde uma certeza científica. Não poderia ser de outra forma, já que o tema da envelhescência ou do processo de envelhecimento, cada vez mais deve ser tratado de forma interdisciplinar, multifacetado e de forma inclusiva e não preconceituosa.[2]

> Durante muito tempo, o estudo da velhice e do envelhecimento se voltaram, em sua maioria, aos aspectos negativos e de declínio em relação à

---

2 Uma boa leitura sobre este tema: *Velho-Ser:* um olhar interdisciplinar sobre o envelhecimento humano. CORREIA, Fabio Caires; LIMA, Rachel Bernardes de; SILVA, Valdirene Cássia da (org.). Porto Alegre, RS: Editora Fundação Fênix, 2021.

presente população (DEBERT; BRIGEIRO, 2012). Assim, a velhice tomou forma como idade que apresenta eventos que incluem perdas psicomotoras, sociais e cognitivas (VIEIRA; COUTINHO; SARAIVA, 2016), e, dessa forma, o conhecimento científico colaborou para a construção de um imaginário social negativo face a essa idade, como exemplo pode-se observar o surgimento de variadas categorias de procedimentos estéticos que prometem o retardamento dos sinais da velhice (CORREIA; LIMA; SILVA, 2021, p. 109-110).

Preferirira que fosse entendido como parte de uma escrita/narrativa que costura os retalhos da nossa existência, do visível e do invisível. Como afirma o próprio Merleau-Ponty (2007, p. 41), "de tudo o que vivo, enquanto o vivo, tenho diante de mim o sentido, sem o que não o viveria e não posso procurar nenhuma luz, concernente ao mundo a não ser interrogando, explicando minha frequentação do mundo, compreendendo-a de dentro".

Encontrar sentido na vida nos remete à temporalidade, um tempo que envelhece e, para alcançar a sabedoria que precisamos, para dar sentido à vida, precisamos de envelhecer com o tempo, com o "nosso" tempo. Isso tem a ver com "significação" e com "direção" das nossas ações. Poderíamos dizer que se trata de uma construção de subjetividade desde diferentes dimensões como: pathos, ethos, logos. Estes conceitos podem ser vistos como chaves de leitura que nos ajudem na reflexão sobre a envelhescência ou do ato de *envelhe-ser*. Propomos como objetivo principal propiciar uma reflexão sobre quais formas os processos biopsicossociais e espirituais incidem sobre a formação de subjetividades, identidades e intersubjetividades entre os envelhescentes. Quem sou? Quem quero ser? Como quero ser? Que posso ser? São questões que todos nós nos fazemos, já que se encontram vinculadas à nossa subjetividade e identidade, e fazem parte do reconhecimento de quem somos como sujeitos individuais e como parte de uma coletividade.

A envelhescência como *pathos*: relação como vivência

Perante um mundo cada vez mais globalizado, imerso em novas tecnologias e sob o império da imagem, do "self", a sociedade contemporânea constrói seus significados sobre o processo de envelhecimento em relação com o corpo e seus estereótipos como o "eu narcísico". Como muito bem afirma o filósofo sul-coreano Biung Chul Han (2007, p. 65):

> O si-mesmo moderno perceberia seus desejos (Wünsche) e sentimentos em grande medida de maneira imaginativa através de mercadorias e imagens midiáticas pelo mercado de bens e consumo e pela cultura midiática.

Cada vez mais o "corpo" social imprime sua marca sobre os corpos dos indivíduos, aos que sujeita a uma ordem cultural e impõe um sentido de vida, de forma cada vez mais "polifónica". Em outras palavras, o corpo perde sua natureza originária para ser modelado sob uma natureza simbólica, que lhe concede um valor a sua existência no cenário social. Hoje em dia, pensar no corpo de forma biofísica não deixa de ser uma pura imagem mediática, discursiva, fundamentada nas formas externas, na aparência, nas características observáveis. Por isso, o envelhecimento se mostra para o modelo cultural da nossa sociedade como o que aparece, o exterior, o visível: as rugas, os cabelos prateados, as limitações físicas, etc. Os valores se centram nas demandas estéticas de uma sociedade "light", do consumo, do desempenho, da efetivação.

> Assim, "a defesa do mero viver, hoje, se intensifica e vai se transformando numa absolutização e fetichização da saúde. O escravo moderno a prefere frente a soberania e à liberdade", uma vez que estaríamos condenados a auto exploração e distantes do bem viver (HAN, 2017, p. 42).

O corpo tem uma função primordial, segundo Merleau-Ponty (1994), o corpo torna possível a experiência através das minhas condições subjetivas. A sensibilidade não se perde, nem se anula com a envelhescência, já que sem ela não se poderia ter consciência da nossa corporeidade, como também da nossa relação com o mundo e com os outros.

Existe uma conexão entre o corpo e as coisas, através do sentir, do ver, tocar, apalpar, olhar. Somos seres-no-mundo e tomamos conta dele (do mundo) pelo nosso corpo. Temos consciência do mundo através das marcas que as sensações deixam no nosso corpo. Para Merleau-Ponty (1994, p. 122), "o corpo é o veículo do ser no mundo, e ter um corpo é, para um ser vivo, juntar-se a um meio definido, confundir-se com certos projetos e empenhar-se continuamente neles".

Por que trazer o conceito de corpo para este momento de nossa reflexão? Precisamente porque para o sujeito que envelhece se intensifica a relação com o seu corpo como vínculo, como busca de sentido e de atenção à vida. Muito na contramão da forma de pensar com relação ao indivíduo que envelhece, entendido como ser decrépito, não produtivo, limitado, o páthos na envelhescência, ou seja, o ser-que-sente, é afetado pela sua experiência de vida e continua estando ativo e a todo vapor. Mostra o caminho do ser e não do não-ser ou do nada. A envelhescência é um lugar, e não um nada vazio e sem sentido. Envelhe-ser não é uma distopia e sim uma utopia carregada de esperança na vida.

O corpo sente, tem paixão na envelhescência, é capaz de amar, de sofrer, em definitiva de vivenciar o tempo presente (pre-sença) em conexão com o passado em forma de memórias. É uma convivência mais intensa com as nossas memórias, que resgatam o nosso tempo e o trazem de volta para nossa subjetividade de forma mais perene. A experiência do tempo não se projeta para o futuro, e sim, se agarra ao presente como forma de dizer quero continuar vivendo, sentido, amando, no aqui e no agora. O corpo passa a ser apreendido, não como fuga, como momento, como instante, e sim de forma plena, completa e singular. Se trata de refletir ou de pensar a envelhescência *desde* a sensibilidade e *para* a sensibilidade, para além do modelo de consumo produtivista que se nos oferece na nossa contemporaneidade.

A envelhescência como *ethos*: encontro como resposta

No ponto anterior, nos aventuramos a trazer alguns elementos, que fazem parte da nossa civilização e que de muitas formas colocam o envelhecimento em situação de inferioridade social. Uma forma de pensar, pautada principalmente por uma proposta de sociedade, que fez escolha por um modelo de bem-estar produtivista consumista.

> A característica mais proeminente da sociedade de consumidores – ainda que cuidadosamente disfarçada e encoberta – é a transformação dos consumidores em mercadorias; ou antes, sua dissolução no mar de mercadorias em que, para citar aquela que talvez seja a mais citada entre as muitas sugestões citáveis de Georg Simmel, os diferentes significados das coisas, "e portanto as próprias coisas, são vivenciados como imateriais", aparecendo "num tom uniformemente monótono e cinzento" – enquanto tudo "flutua com igual gravidade específica na corrente constante do dinheiro" (BAUMAN, 2008, p. 21-22).

Como resultado dessa forma de pensar temos uma sociedade em crise, em crise de valores, crise da razão, em crise de relações sociais e que se manifesta em uma autêntica falta de horizonte de sentido e de significados. Por isso, cada vez mais o envelhecimento se transformou no seio deste tipo de sociedade, em um não-lugar, em um silêncio, uma séria ameaça a um estilo de vida baseado na "eterna juventude", no "eu narcísico" e "na erosão do outro" (HAN, 2017).

Pensar o envelhecimento, refletir sobre o Ethos do envelhecimento, deve ser feito através de uma Ética do Cuidado e da Responsabilidade. "Re-ligar a existência desde o lugar que o envelhescente ocupa na sociedade, é compreender as possibilidades e oportunidades de pensar a envelhescência como metafísica da esperança e como fonte de sentido" (OLIVEIRA, 2019, p. 189). Existir é participar do mundo e no mundo, é co-existência que se pensa e realiza em forma de intersubjetividade. Nos entendemos como seres existentes, mas também agimos no mundo, através da nossa vontade e liberdade. Direcionamento e posicionamento são faculdades da nossa existência consciente.

Por isso, a existência é Ethos. O campo em que se desenvolvem as nossas escolhas, se direcionam nossas ações e devemos responder por elas. O Ethos explica, interpreta a existência, já que nos posiciona de forma consciente na nossa historicidade e nos dá possibilidade de dar sentido à nossas vidas. Viver significa poder responder perante os outros, perante as outras pessoas, sentir com elas, oferecer aos outros o que podemos dar de nós, aceitando quem somos e sendo feliz com isso.

Aqui, a responsabilidade é a categoria que introduz o discurso, a comunicação, o encontro. É o que explica a própria dinâmica do processo de passar do páthos como vivência ao ethos em que se exterioriza e se manifestam as vivências, já como resposta. Este respeito ou responsabilidade tem uma origem moral ou ética, no sentido levinasiano do termo. Nasce de uma relação sem relação, assimétrica, visualizada no rosto-a-rosto e se consolida no encontro e do próprio encontro. Por isso dizemos que o lugar do respeito é ético e sua tradução é a Responsabilidade. Por isso o reconhecimento do outro, neste caso do envelhescente, dignifica nossa humanidade. A dignidade ou se reconhece ou não se reconhece como tal, não existe fora desta relação antropológica. E é a partir dela que outorgamos sentido, ao reconhecimento ontológico e político do processo de envelhecimento.

O sentido da vida é inseparável do gosto pela vida. Como seres-no-mundo que somos, transcender a algo ou alguém sem deixar de ser nós mesmos, é buscar um sentido às nossas vidas. Mas penso que buscar esse sentido desde simplesmente o prazer ou o poder, desde uma ética voltada para valores de êxito ou de consumo, empobrece nossa existência. Se trata de encontrar motivos para humanizar o processo de envelhecimento com plenitude e dignidade. O sentido ético da busca da própria subjetividade no processo de envelhecimento, não pode ficar reduzido à persecução de interesses egoístas como pretende o pragmatismo ou o individualismo. Respeito e reconhecimento têm que ir ao encontro do outro para poder "manifestar-se com sentido".

Envelhescência como *logos*: a busca pelo sentido

O termo filosofia, de origem grega, se pode traduzir como "amigo da sabedoria" ou aquele que está "aberto à sabedoria". Neste momento gostaria de ressaltar o processo de "*busca*", como busca de sentido para se alcançar a sabedoria: como seres vivos, racionais, ativos, relacionais e compreensivos que somos. Isto se transforma na força motriz da nossa existência. Reparem que sinalizo a busca de sabedoria e não propriamente a busca de felicidade, de forma a não esperar sempre de forma imediatista, o sucesso das nossas ações.

O sentido da existência só é possível na abertura do Ser, como afirma Heidegger (1995) em *Ser e Tempo*, e esta dinâmica de ir descobrindo o sentido, que se manifesta e se esconde ao mesmo tempo, é o que o filósofo entende por Logos.

Para nós, isto é muito importante já que a busca de significado e sentido na existência como processo de envelhecimento, se pode entender como possibilidade de abertura ao Ser, como possibilidade de realização ou não, como projeto de amadurecimento de uma vida que se entende como pathos (vivências, sensibilidade), como ethos (relação) e como logos (sentido). O páthos, o ethos e o logos se vão manifestando, *des-velando* na medida em que os vamos enchendo de sentido, no nosso processo de existência.

Isto nos aproxima da busca da verdade, entendida como não-esquecimento (aletheia), não esquecer quem nós somos e para que somos. O sentido será o conector que me direcione como ser-pathos (ordem antropológica), como ser-ethos (ordem axiológica) e como ser-logos (ordem metafísica/espiritual).

A busca de sentido, poderíamos considerar, que se manifesta na existência a través de dois movimentos: o movimento centrípeto e o centrífugo. O centrípeto é aquele que o ser humano faz como autoconhecimento, como busca interior, como cuidado de si e que nos posiciona como ser-no-mundo a partir do qual vamos nos descobrindo, assumindo e interagindo comigo mesmo e com os outros. O centrífugo é aquele que se entende como auto transcendente, que me leva para fora, que me posiciona fora de mim mesmo em relação com os outros e com o Outro (entendido como Ser Transcendente). É aquele movimento em que minha espiritualidade se religa com a minha liberdade, que é uma liberdade-para, uma liberdade positiva[3]. Uma liberdade para além dos determinismos, das circunstâncias, é uma liberdade que se espalha, que se expande como possibilidade de resposta, de ação, de autarquia, mas sobretudo para amar.

Este movimento não se dá de forma estática, e sim dinâmica, em tensão, já que o sentido da nossa existência se dá entre o já realizado e o que ainda falta por realizar. Esse ponto merece atenção, já que refletindo sobre a envelhescência reparamos que a pessoa tem toda uma trajetória de vida, mas isso não significa que ainda não possa *des-cobrir*, *des-velar* outras possibilidades de dar sentido à sua vida. Possibilidades novas poderão acontecer, experiências

---

3   Liberdade positiva entendida como *autodomínio, estar livre para*. Liberdade negativa seria entendida como *não interferência, estar livre de*. Autores como Isaiah Berlin ou Norberto Bobbio usam esta terminologia focada mais na filosofia política. Sartre, Jaspers, Frankl desde a linha mais antropológica/existencial usam também esta conceituação da liberdade.

novas surgirão na medida que a pessoa no seu processo de envelhecimento, não se fecha consigo mesma, se abre na descoberta do outro e vai amadurecendo as vivências.

Isso ajudará a refletir de forma mais serena, prudente e sábia as experiências de angustia, de dor, com que lidaremos, por exemplo, com a falta de saúde, com o envelhecimento do corpo, com as perdas e com a morte. O sentido deve ser encontrado também na dor e na experiência da finitude temporal. Isso é reconhecer em cada situação a capacidade de amar, de aceitar essas experiências e dotar elas de sentido.

Mas este itinerário, esta travessia que é a vida, este projeto que é a existência, tem nos mostrado a horizontalidade como possibilidade de compreensão do "mistério do ser". Horizontalidade pensada como filosofia imanentista, como a insuficiência do "eu" (objetivação da pessoa) para dar resposta ao mistério que é o ser.

Mistério é a palavra para definir a existência. Ela e nós nela, somos mistério! Para isso precisamos transcender, ir em busca do outro, do Outro. Será um recurso que teremos para sair do desespero que produz a finitude da temporalidade em nós. Para isso, segundo Gabriel Marcel, precisamos sair do ter, e focalizar no ser, no valor, em Deus. É apelar para a ordem do espírito (liberdade, graça) e não nos encarcerar ao mundo das coisas. É sempre a ligação com o transcendente aquela que potencializa a liberdade no homem, entendida como *comunhão* com os outros e com o Outro.

> A insuficiência do nosso eu, a contingência do outro e do tu, nos levam a buscar um Recurso Absoluto. Um recurso que transcende a tudo e a todos e não sofre qualquer condicionamento. Em Marcel, Deus é o Tu Absoluto. O Outro Absoluto. Sendo um OUTRO Absoluto, o Tu absoluto nunca pode ser reduzido a um ele (MARCEL, 1935, p. 137 *apud* OLIVEIRA, 2019, p, 223).

É fundamental para o processo de envelhecimento nos sentirmos *seres--com*: seres em abertura aos outros, ao Outro. Isso abre novas perspectivas para a vida e para morte, já que, como seres em relação, essa comunicação com o outro e o Outro é que a nossa existência ganha sentido.

Amar e esperar são duas atitudes, atributos e valores imprescindíveis na envelhescência. Porque amar é dar, é atribuir ao outro nossa fonte de sentido. É comunicar ao outro, ou ao Outro que "eu amo" que "eu espero". Por isso é tão importante na envelhescência a família, os filhos, Deus, saborear as coisas da vida como uma refeição junto às pessoas que amamos, ler um livro, ver um álbum de fotos, contemplar uma paisagem etc.

> A esperança absoluta é uma reação positiva frente ao desespero – que mutila a vida espiritual e a esteriliza. O conjunto espetacular do mundo pressiona continuamente. A atitude pessimista, também, é algo que deve ser enfrentado com a esperança absoluta. Na fonte da esperança absoluta está um Tu misterioso, Absoluto, capaz de socorrer-me frente ao desespero e a falta de sentido na vida (OLIVEIRA, 2019, p. 249).

Nessa busca por sentido na nossa existência no processo de envelhecimento, precisamos continuar refletindo sobre a esperança, porque o ser humano está chamado a tomar decisões e se posicionar frente a existência, frente à vida. Devemos fazer isso com Responsabilidade, com Compromisso e com Cuidado, já que a envelhescência é aquele encontro entre a alma que não tem tempo e o corpo que envelhece com o tempo. Por isso, entre os nossos desejos, está o da imortalidade, a vivência da eternidade. Transcender de nós para outros mundos, outras vidas, em relação com outros seres. Isso faz parte da ancestralidade, experiência vivenciada por povos de matiz mais tradicional, entendida como conjunto de costumes, tradições, sabedorias que são passadas de geração em geração e aquele que envelhece é aquele que recolhe em si o maior número de experiências, portanto, de sabedorias e por isso antigamente os anciãos eram pessoas respeitadas e valorizadas pelo acúmulo de experiências vivenciadas no tempo. Os jovens e os velhos nestas sociedades se encontravam na escuta das tradições em forma de memórias, de experiências, em forma de sabedoria.

Quanto deveríamos aprender ainda deste tipo de vivências que os povos, tidos como tradicionais, nos ensinam. Vida e morte convivem de forma jovial, carinhosa e respeitosa nas vivências dos mais velhos e dos ancestrais. Nós, ficamos mais preocupados em alargar a vida, uma vida produtiva em que o tempo se dissolve, inclusive uma vida produtora de longevidade em que a eternidade é pensada no presente, desde o presente e para o presente. Desaparecendo das nossas memórias as conexões com o passado e as projeções com o futuro, tido como tempo de espera, de abertura, de travessia.

Envelhescência é um tempo para ir adquirindo sabedoria com as vivências na maceração do tempo. É uma possibilidade de diálogo e de escuta entre gerações. É um compromisso adquirido com o outro através de nossas relações. É uma espera no Outro tido como a ponte que junta a terra e o céu, a imanência e a Transcendência, a vida e a morte, o terreno e o eterno. Saborear a envelhescência desta forma é assumir nossa travessia, como ENVELHE-SER.

Considerações finais

A singularidade do processo de envelhecimento deve ser uma experiência própria da nossa subjetividade, como processo biológico, psicológico, social, espiritual e simbólico de nossa existência. Envelhecer não deve ser visto como frustração, dependência ou limitação física, psíquica, cognitiva e afetiva do nosso ser. Pelo contrário, é apurar todas as minhas oportunidades e fazer delas possibilidades de: amar mais, esperar mais, saborear mais, cuidar mais, me comprometer mais, para que a minha travessia seja autêntica e cheia de significado para mim e para os outros. Não só pensando na qualidade vida (Ter), mas pensando na qualidade como seres existenciais (SER).

Para isso os processos da minha existência entendida como pathos, ethos e logos, e como administro esses processos, farão de mim o que eu sou, o que eu quero ser. ENVELHE-SER, já temos dito, é abertura perante uma travessia que não é fácil, mas cheia de sentido que deve ser cuidada e assumida com respeito. Não façamos do envelhecimento um Não-lugar, um Nada, um Não--espaço! Precisamos continuar refletindo sobre isto de forma teórica e prática. É uma forma de contribuir desde a reflexão do processo de envelhecimento com o amadurecimento da nossa experiência como seres, éticos e relacionais, mais também como cidadãos que fazemos parte de uma coletividade.

Para terminar, penso que o nosso legado poderia ser ensinar aos mais jovens a ENVELHE-SER, a dialogar e escutar mais sobre os processos da existência. Recuperar o lugar de cada um de nós na sociedade, fazendo desta um campo das vivências e experiências de envelhecimento com sentido.

REFERÊNCIAS

BAUMAN, Zygmunt. **Vida para consumo**: a transformação das pessoas em mercadorias; tradução Carlos Alberto Medeiros. Rio de Janeiro: Jorge Zahar Ed., 2008

BEAUVOIR, Simone. **A velhice**. 3. ed. Rio de Janeiro: Nova Fronteira, 1990.

BERLINCK, Manoel. A Envelhescência. **Psicopatologia Fundamental**. São Paulo: Escuta, 2000, p. 193-198.

BOBBIO, Norberto. **Tempo e Memória**. Ed. Campus, RJ, 1997.

CÍCERO, Marco Túlio. **De Senectute**. Ed. Juruá, Curitiba (PR), 2017.

CORREIA, Fabio Caires; LIMA, Rachel Bernardes de; SILVA, Valdirene Cássia da (org.). **Velho-Ser**. Porto Alegre, RS: Editora Fundação Fênix, 2021.

HAN, Biung Chul. **A agonia do Eros**. Petrópolis, Vozes, 2017.

HEIDEGGER, Martin. **Ser e Tempo I**. Petrópolis, Vozes, 1995.

MERLEAU-PONTY, Maurice. **Fenomenologia da percepção**. São Paulo: Martins Fontes, 1994.

MERLEAU-PONTY, Maurice. **O visível e o invisível**. São Paulo: Perspectiva, 2007.

OLIVEIRA, Genival Carvalho. **A filosofia de Gabriel Marcel**: esperança no Tu Absoluto como Fonte Suprema de Consistência e Sentido da Vida [recurso eletrônico] – Porto Alegre, RS: Editora Fi, 2019.

A TERCEIRA FASE DA VIDA SOB O OLHAR DA MEDICINA HOLÍSTICA: relato de experiência

Cidália Maria Limoeiro de Araújo Auad

Para muitos, envelhecer tem um sentido de perder a liberdade e deixar de ser útil. Para outros, significa a oportunidade de ser livre de compromissos indesejados e realizar seus sonhos.

Em 2021, a OMS (Organização Mundial da Saúde) divulgou que iria inserir na Tabela CID-11 (Classificação Internacional de Doenças) a "velhice como doença". Felizmente, após pressão da sociedade civil mundial, a OMS desistiu desta atitude equivocada.

Para a medicina holística, velhice NÃO é doença. É parte do processo natural da vida chamado envelhecimento. As pesquisas indicam que a população mundial está ficando mais velha a cada ano. Pela primeira vez na história, pessoas com 60 anos ou mais superam crianças menores de cinco anos. Até 2030, 1 em cada 6 pessoas no mundo terá 60 anos ou mais. Até 2050, a população mundial de idosos duplicará e as projeções são de que, entre 2020 e 2050, o número de pessoas com 80 anos ou mais triplique para chegar a 426 milhões (OMS, 2021; UNITED NATIONS, 2020)

Seja devido as melhores condições em saúde pública, em ergonomia do trabalho ou melhores oportunidades de lazer, as projeções indicam que em 2040 haverá 153 idosos para cada 100 jovens no planeta (MIRANDA; MENDES; SILVA, 2016).

Importante ressaltar que ao longo das gerações o significado de idoso e seu papel na sociedade vem mudando rapidamente. No início do século XX, chamava-se de "balzaquiana" uma mulher de 30 anos que ainda estivesse solteira e a vida média de um homem era de 40 anos, ultrapassando os 70 anos em 2000. Hoje, a expectativa de vida ao nascer atingiu 72,3 anos, sendo que as mulheres viverão, em média, cinco anos a mais do que os homens (UNITED NATIONS, 2020). Portanto, há necessidade urgente de se conhecer e valorizar esta fase da vida com ações preventivas e curativas para o envelhecer saudável.

Como a medicina holística entende o envelhecer?

Na visão holística (*Hólos* = todo), o médico vai além do conceito saúde/doença da medicina ocidental, cartesiana. Ele aprende que o ser humano é um ser integral e não apenas partes desconectadas que precisam de cuidados isolados.

Antes de considerar as necessidades do corpo físico, a medicina holística percebe o ser Bio-Psico-Sócio-Espiritual que anima este corpo. Assim, ele entende que as fases da vida são, na realidade, processos contínuos que deveriam ser valorizados e acolhidos com igual atenção e cuidados.

Feliz aquele que chega com saúde física, mental e espiritual à Terceira Idade!! Esta é uma afirmação importante, pois o tempo sempre imprime suas marcas em todos nós. Algumas são mais suaves e outras suficientemente profundas para modificar atitudes e comportamentos que irão definir a qualidade de vida de cada um.

Neste contexto, cada indivíduo irá responder de uma maneira única ao mesmo estímulo que a vida proporcionar. Seja o estímulo um fator interno ou externo, cada qual o interpretará de acordo com a "bagagem de experiências que colheu com o tempo". Por exemplo: duas pessoas podem passar por um mesmo estresse emocional ou físico e receberem o mesmo tratamento, mas mesmo assim, reagirem diferentemente. Um pode ressignificar o trauma e se recuperar rapidamente, enquanto outro pode levar o resto da vida reclamando do fato e se mantendo "adoecido".

Neste momento, é provável que você tenha identificado alguém que apresente este comportamento de "reclamar da vida". Pois bem, se você se lembrou desta pessoa, observe se ela lhe parece saudável, alegre, feliz com suas escolhas ou está sempre procurando um motivo ou uma desculpa para reclamar de algo ou alguém? Sejamos adultos jovens ou idosos, foram as escolhas que fizemos que nos trouxeram aqui e nos levarão para onde iremos.

Escolhas são feitas com base no que se aprende nas experiências em todas as fases do desenvolvimento humano. Desde a fase intrauterina, passando pela primeira, segunda e terceira infância, pela adolescência, depois pelo início da vida adulta, seguida pela vida adulta intermediária e tardia. Em todas estas etapas o indivíduo passa por transformações físicas, cognitivas e psicossociais que definirão seu comportamento e suas escolhas. E estas constituirão o universo em que vivenciará suas emoções, construindo seus sonhos ou pesadelos.

Neste contexto, não apenas o médico, mas toda a equipe de profissionais que trabalha com os princípios da medicina holística precisa estar capacitada cientificamente para este atendimento e emocionalmente preparado para acolher o outro na sua integralidade.

Para simplificar o entendimento, podemos dividir o acolhimento deste ser integral pela equipe da medicina integrativa em duas grandes etapas:

A preparação para a terceira idade

Nesta fase, recebemos os adultos em idade entre 50 e 60 anos que estão se preparando para a aposentadoria e se preocupam em aprender sobre o envelhecimento e como podem se adaptar para viver uma vida plena quando mais velhos. Este é um momento delicado em que "parar de trabalhar" faz parte do projeto de vida de uns, enquanto suscita o pânico em outros.

A abordagem holística começa com a consulta médica, o diagnóstico unindo os conhecimentos da medicina ocidental e oriental, integrando diversas práticas terapêuticas com o objetivo de orientar e prevenir desequilíbrios orgânicos e psicoemocionais. Uma verdadeira ação preparatória, envolvendo cuidados e aprendizado de novas atividades para se sentir útil e funcionalmente adaptado a uma vida plena na terceira idade.

Tratamento e prevenção de riscos na terceira idade

Nesta fase estão os idosos que procuram ou são levados por familiares em busca de tratamento natural ou menos invasivo. Durante a consulta com o médico clínico ou geriatra, tem início a importante relação médico-paciente da medicina holística. O indivíduo perceberá a diferença na abordagem durante a anamnese, o exame físico, nas orientações e prescrições.

Uma vez com o diagnóstico estabelecido ou de acordo com suspeitas diagnósticas, o médico poderá solicitar exames complementares ou indicar o tratamento. De acordo com os achados clínicos, podem estar presentes as patologias preexistentes, tipo doenças degenerativas, disfunções inflamatórias, vasculares, metabólicas, musculoesqueléticas, neuropáticas, desequilíbrios emocionais, psicológicos, vícios comportamentais, distúrbios do sono ou apenas bloqueios energéticos iniciais.

Em geral, o tratamento envolverá mais de um profissional da equipe integrativa, tais como: médico acupunturiatra, geriatra, enfermeiro gerontologista, psicólogo, terapeutas holísticos (Reikiano, massoterapeuta, aromaterapeuta, nutricionista funcional, fisioterapeutas, yoga, meditação, arteterapia etc).

Do diagnóstico ao tratamento haverá sempre o foco no ser que sofre e não apenas na doença, na busca da causa do desequilíbrio e não apenas na consequência. Portanto, com a visão ampliada sobre o indivíduo, determina--se o nexo causal para tratar e prevenir o agravamento e o aparecimento de outras patologias que possam impactar a qualidade de vida na terceira idade.

É muito importante nesta fase da vida considerar a relação que o idoso tem com ele mesmo, com seus amigos, com a família e a sociedade onde vive.

Um dos aspectos que mais impacta a vida de qualquer indivíduo é a sua perda de funcionalidade. Sentir-se útil e não um fardo para a família.

Observa-se que no idoso esta situação é ainda mais marcante, pois a força física, a amplitude de movimentos, o equilíbrio ortostático e a visão geralmente estão comprometidos, o que afeta sua interação com o mundo exterior das relações e suas atividades, tanto intelectuais como profissionais e de lazer.

Apesar disso, em muitas culturas, idosos na faixa de 70, 80 e até 90 anos continuam profissionalmente ativos, desenvolvendo trabalhos adaptados à sua atual condição que os mantêm saudáveis. Esta prática deveria ser fomentada em todos os países, pois pesquisas demonstram que a atividade física e intelectual mantida na terceira idade diminui suas internações hospitalares e a busca pelo serviço de saúde (LUBEN *et al.*, 2020; MAZO *et al.*, 2007).

Para abordar estes aspectos é preciso estar presente e conhecer as condições em que vive o idoso, sua moradia, seus familiares e cuidadores. Avaliar se o ambiente está adaptado e lhe oferece liberdade, segurança e mobilidade durante suas atividades. Conhecer suas limitações físicas e cognitivas para orientar a família como lidar com situações difíceis e momentos que requerem paciência e entendimento, bem como uma pitada de bom humor e criatividade por parte deles. A maioria necessita de uma dieta balanceada e individualizada, de atividade física regular e de atividade lúdica onde possa desenvolver suas habilidades criativas. Tudo para devolver função e inclusão social ao idoso.

Dependendo da condição emocional e física em que se encontra o indivíduo, fruto de suas escolhas na vida, ele estará mais ou menos preparado para "curtir" esta nova oportunidade de transformação e desenvolver atitudes pro ativas.

Ter ATITUDE na vida é conseguir alimentar sonhos e fazer projetos para o amanhã. O idoso bem resolvido consigo consegue interpretar este momento de diminuição da sua funcionalidade como uma fase para aproveitar o "aqui e agora" e viver intensamente cada momento. Quando bem orientado e assistido é possível alcançar uma autonomia que o liberta do medo da solidão, da dúvida de sua capacidade e o ajuda a desenvolver atitudes e projetar seu futuro.

Aliás, uma das grandes lições da vida é: o seu amanhã é a continuidade do hoje, portanto, viver bem no presente com base nos aprendizados do passado, construirá seu futuro melhor.

Que tipo de futuro você está construindo para si mesmo?

Já parou para pensar se está preparado para este momento? Ou ainda está apegado a sentimentos mesquinhos que alimentam "dores do passado" e lhe puxam para baixo e lhe paralisam diante do pensamento, "estou envelhecendo"?

As atitudes diante de situações dolorosas do passado são as causas de tristeza e medo que envolvem pessoas em todas as idades, mas que causam muitos danos quando mantidas ao longo da vida como um ciclo vicioso.

As emoções, quando destrutivas, afetam a saúde física e mental mais rapidamente do que alimento estragado. São verdadeiros sugadores de energia que "enrugam a alma" mais que o tempo. São pessoas que se tornam "esponja" e absorvem tudo a sua volta. Se alguém falar algo que lhes incomoda ou se não receberem a atenção que esperam de alguém, reagem com emoções destrutivas, tipo tristeza, rancor, mágoa, baixa autoestima, e vão "inchando" como uma esponja. Apresentam insônia, dor de cabeça, mal-estar gástrico e até pedra na vesícula. Quase nunca sorriem e os lábios começam a apresentar "ruguinhas" verticais chamadas de "códigos de barra". Será que você conhece alguém assim? Estas pessoas estão em todo canto e não sabem como se livrar deste comportamento que afasta ainda mais seus entes queridos e aumentam sua solidão.

Para ilustrar como as emoções podem ser causa de doenças, vou lhes contar um fato.

Há dois anos, atendi uma senhora com 65 anos. Chegou de cabeça baixa, vestida modestamente, cabelos presos sem muito cuidado, lábios cerrados, olhar longe, sem brilho. Aparentava muito mais idade. Sentou-se na minha frente e quando perguntei qual a queixa dela, me respondeu que estava há meses sem dormir, não tinha mais vontade de comer e sentia um "bolo na garganta".

A consulta prosseguiu e após examiná-la, cheguei ao diagnóstico. Tinha vários pontos de acupuntura doloridos, a maioria deles eram pontos dos meridianos de acupuntura de _Xin_, _Gan_ e _Gall bladder_. Confirmados com o exame da língua e pulso. Como estes são pontos relacionados as emoções de raiva, mágoa e ressentimentos, questionei sobre fatos que teriam ocorrido relacionados com estas emoções. Ela me contou a seguinte história. Estava casada há 40 anos e o esposo não ligava mais pra ela e a maltratava, reclamando de tudo que ela fazia, sem reconhecer ou elogiar os cuidados que ela tinha com ele. Eu lhe perguntei:

– _Dona Maria_ [nome fictício]_, o que a senhora faz no momento em que ele lhe trata assim?_

Ela respondeu:

– _Nada, fico calada, engulo tudo, como sempre._

Diante desta situação, prescrevi um protocolo de tratamento envolvendo acupuntura, ervas medicinais e a seguinte orientação:

– _A partir de hoje, quando ele a tratar mal e estiver reclamando, a senhora vai imaginar que é uma peneira e deixar passar tudo pelos buracos, sem absorver as palavras como uma esponja. Entendeu?_

Ela me olhou espantada por um momento e, de repente, vi um brilho no seu olhar. Pensei: "Alguma coisa mudou aí dentro!". Realizamos a sessão de acupuntura e lhe dei a prescrição das ervas. Agendou o retorno para a próxima semana.

No dia agendado, ela apareceu com um vestido amarelo, cabelos soltos, sapatos novos e um brilho no olhar que combinava com o largo sorriso que me deu.

– *Nossa! A senhora parece bem melhor. Conte-me o que aconteceu!*

Imediatamente começou a falar. Relatou o seguinte:

– *Doutora, fiz tudo que a senhora mandou. Reformei minha cozinha.*

– *Como assim, reformou sua cozinha?*, perguntei.

Para encurtar a conversa, ela me informou que passou no mercado após a sessão de acupuntura e comprou 10 peneiras e pendurou todas na cozinha, local em que o esposo sempre ia para reclamar com ela. Tirou uma foto da "nova decoração" para me mostrar. As 10 peneiras estavam presas nos armários.

– *Dona Maria, não entendi o que significa isso, não mandei a senhora comprar peneiras, apenas pensar nelas e deixar as reclamações passarem, sem absorvê-las.*

– *Pois foi isso mesmo, doutora. Quando meu marido entrou na cozinha reclamando e viu aquele tanto de peneira, tomou um susto e perguntou o que eu tinha, se fiquei doida. Eu disse que agora que eu estava curada e que não ia ser mais a esponja das raivas dele. E aí falei tudo que tava preso na garganta, doutora. E fiquei bem calminha. Ele ouviu calado e saiu. Desse dia em diante ele nunca mais reclamou comigo. Até me pediu desculpas. Agora sou eu quem falo e ele escuta. Estou muito feliz.*

Este caso é verdadeiro e a paciente realmente melhorou ao perceber que podia mudar sua emoção diante do que não lhe agradava. Ao invés de absorver a reclamação do esposo e se sentir mal amada, resolveu apenas ouvir e não permitir que suas palavras diminuíssem sua autoestima. A partir daí, iniciou sua transformação com novas atitudes e comportamentos. Isso permitiu o desbloqueio energético dos meridianos de acupuntura citados, fazendo seu organismo responder rapidamente ao tratamento. Passou a ter mais tempo para si mesma, iniciou atividade física, voltou a bordar e até se matriculou em curso de inglês para poder conversar com seus netinhos americanos. Sentiu-se mais disposta e conseguiu dormir melhor. Meses depois trouxe o esposo para consulta.

"Ver e aceitar a total responsabilidade por todos os seus distúrbios emocionais é o primeiro passo para se libertar de seu sofrimento autoimposto", como diz Mike George (GEORGE, 2019).

Portanto, ter consciência de como reagimos a um comentário ou ao olhar do outro faz toda a diferença. "Peneirar" as informações que nos chegam do exterior ou os pensamentos que nossa mente cria é um exercício contínuo para a autotransformação.

Nos cuidados holísticos incluímos a prática da meditação como o caminho mais fácil para este objetivo. Aprender a absorver somente o que for útil para se sentir melhor. Se não gostou, fale que não gostou e busque o entendimento com a outra pessoa. Ninguém tem que concordar sempre e o tempo todo com todo mundo. Todos têm suas individualidades a serem respeitadas, não é?

É possível rejuvenescer, envelhecendo?

Sim. É exatamente o que propõe a medicina integrativa com o olhar para a funcionalidade e adaptabilidade às fases da vida. Quando o tratamento envolve práticas terapêuticas que vão além dos limites da doença e buscam transformar atitudes e comportamentos do indivíduo diante dos desafios da vida, começa a verdadeira jornada para a vida plena.

Neste momento, inicia-se uma "conversa inteligente" entre cada célula do corpo que passa a receber impulsos neuroendócrinos de um sistema nervoso equilibrado, tornando este conjunto biológico apto a se renovar, literalmente.

Muitas são as pesquisas da Epigenética e da Física Quântica que exemplificam esta resposta orgânica aos novos comandos neurais quando o indivíduo se permite tais transformações. Não cabe no escopo deste capítulo avançarmos em detalhes sobre o assunto, mas estimulo aos interessados aprofundarem este conhecimento que está abrindo novos horizontes e desmistificando velhas crenças limitantes.

Rejuvenescer envelhecendo é uma atitude, uma nova visão de sua própria existência, um novo sentido que você dá a sua trajetória neste planeta. O enfermeiro gerontologista Sandro Calefi desenvolve um belíssimo trabalho na atenção ao idoso e seus familiares, chamado *Envelhecitude, boas atitudes para envelhecer*. Neste programa de orientações e treinamentos o idoso e sua família encontram todo o suporte para as transformações que citei neste capítulo.

Portanto, não há tempo nem lugar para você empreender esta jornada e sentir-se livre de suas crenças limitantes e iniciar uma caminhada com mais vigor e alegria de viver. A escolha é sua, não importa a idade que tenha seu organismo, o que importa é a qualidade do que você cria para si mesmo. Renove-se!

REFERÊNCIAS

GEORGE, M. **Sendo você mesmo**: liberte-se do ego, cure suas emoções, renove sua energia. Editora Vozes 2019, 216 p.

LUBEN, R. *et al.* Usual physical activity and subsequent hospital usage over 20 years in a general population: the EPIC-Norfolk cohort. **BMC Geriatr**, v. 20, n. 165, 2020.

MAZO, G. Z. *et al.* Condições de saúde, incidência de quedas e nível de atividade física dos idosos. **Brazilian Journal of Physical Therapy**, v. 11, n. 6, 2007, p. 437-442.

MIRANDA, G. M. D.; MENDES, A. da C. G.; SILVA, A. L. A. da. Population aging in Brazil: current and future social challenges and consequences. **Revista Brasileira de Geriatria e Gerontologia**, v. 19, n. 3, 2016.

ORGANIZAÇÃO MUNDIAL DA SAÚDE (OMS). **Envelhecimento e Saúde**. 2021. Disponível em: https://www.who.int/news-room/fact-sheets/detail/ageing-and-health. Acesso em: 04 maio 2022.

UNITED NATIONS, Department of Economic and Social Affairs, Population Division. **World Population Ageing 2019** (ST/ESA/SER.A/444), 2020.

PROJETO DE VIDA DE PESSOAS IDOSAS: contribuições da participação social

Alana Libânia de Souza Santos
Tânia Maria de Oliva Menezes
Adriana Valéria da Silva Freitas
Osvaldo Marques Batista de Almeida

Introdução

O processo de envelhecimento envolve a continuidade da revisão de vida, reflexão sobre autoconceito e autoaceitação, o que motiva a busca por novos projetos e papéis sociais (NERI, 2016).

A falta de projeto de vida e o sentimento de inutilidade são fatores psicológicos que contribuem para o sofrimento mental entre pessoas idosas (LEANDRO-FRANÇA; MURTA, 2014). Por outro lado, a participação social está associada ao envelhecimento bem-sucedido (PINTO; NERI, 2017).

A participação social é um dos três pilares da política de envelhecimento ativo (OMS, 2005), fundamentada na teoria da atividade, que visa explicar como a pessoa idosa se ajusta às mudanças do processo de envelhecimento, através de dois mecanismos centrais: a atividade e a substituição dos papéis sociais perdidos na velhice (HAVIGHURST, 1968).

Há carência de políticas públicas que possam acolher a pessoa idosa de forma integral, promovendo o sentimento de pertença e de respeito à pessoa que faz parte da sociedade. A Universidade do Estado da Bahia (UNEB) deu um grande e importante passo na inserção desta comunidade dentro da prática acadêmica. Dessa maneira, destaca-se como estratégia de estímulo a participação social dos idosos, a Universidade Aberta à Terceira Idade (UATI), tema pouco discutido em âmbito nacional, assim como as bases teóricas da gerontologia. Em estudo de revisão realizado com objetivo de identificar as trajetórias de participação social na velhice e as teorias utilizadas para explicá-las, não foi identificado estudo brasileiro abordando a temática (PINTO; NERI, 2017).

Diante do exposto, o presente estudo tem como objetivo descrever o que as pessoas idosas participantes da UATI têm feito para alcançar o seu projeto de vida à luz da teoria da atividade. E com um papel importante de prática da UNEB com a comunidade.

Metodologia

Trata-se de um estudo descritivo, exploratório, de abordagem qualitativa, realizado no Campus XII da Universidade do Estado da Bahia (UNEB), onde é desenvolvido o programa de UATI, desde 2014. Os colaboradores foram pessoas idosas que frequentam a UATI/UNEB, intencionalmente selecionadas.

Para a inclusão dos colaboradores no estudo considerou-se como critério: 1. Pessoas idosas de 60 anos e mais; 2. Possuir no mínimo 6 meses de frequência nas atividades da UATI. Como critério de exclusão: 1. Adoecimento durante o período de coleta das informações, que impeça a coleta de depoimentos. 2. Frequência menor que 25% no mês anterior ao de início da coleta. A coleta foi realizada no período de outubro a dezembro de 2017, após a aprovação do projeto pelo Comitê de ética em Pesquisa, sob parecer 2.014.379. Quando iniciada a coleta havia 22 pessoas idosas elegíveis para o estudo, dessas, cinco se recusaram a participar e duas não conseguimos o contato.

Por se tratar de pesquisa qualitativa, a delimitação do total de colaboradores se deu a partir do critério de saturação das informações (MINAYO *et al.*, 2010). Assim, participaram do estudo 15 pessoas idosas.

As informações foram coletadas através de entrevistas semiestruturadas e analisadas com base na técnica de análise de conteúdo temática, proposta por Laurence Bardin (BARDIN, 2016). A pesquisa seguiu de acordo com a Resolução nº 466/12 e suas complementares.

Resultados e discussão

Das participantes do estudo, 11 eram mulheres, majoritariamente casadas, católicas, com ensino fundamental incompleto, a idade variou de 60 a 82 anos, a renda de 1 a 3 salários-mínimos, sendo que a maioria é aposentada. Diante desses achados, é possível perceber que o processo de feminização do envelhecimento se ratifica no estudo, entretanto, além desse aspecto é preciso ponderar o interesse pela participação social por parte das mulheres idosas.

As mulheres idosas participam mais de atividades extra domésticas do que os homens (CAMARANO; KANSO, 2016; INOUYE *et al.*, 2018). A maior participação social está associada com um melhor estado de saúde, capacidade funcional, saúde percebida, qualidade de vida e bem-estar na população idosa (PINTO; NERI, 2016).

Quando foram questionados sobre seus projetos de vida, os participantes revelaram que a família, os amigos, a UATI, bem como o trabalho voluntário religioso, constituem motivação para viver; esses aspectos dão sentido à vida das pessoas idosas. Ao analisarmos os fatores de motivação para a vida da pessoa idosa, percebemos que há implícito um importante conceito, o da participação social, definida como o envolvimento em atividades sociais na comunidade (PINTO; NERI, 2017).

A pesquisa evidenciou que a participação social ocorre em diferentes níveis de interação na rede social da pessoa idosa. Após leitura dos depoimentos emergiram três categorias temáticas que tratam das contribuições da participação social no projeto de vida dos idosos: A importância das relações sociais informais na motivação para a vida; A UATI na promoção do envelhecimento ativo e saudável e; O trabalho voluntário religioso é fonte de gratificação e felicidade na velhice.

A importância das relações sociais informais na motivação para a vida

Os participantes enfatizam a família e os amigos como fatores de motivação para a vida. Ao tratar da família destacam a posição central dos filhos no significado de suas vidas. Apesar das rápidas transformações ocorridas na estrutura familiar em todo o mundo, a família continua sendo a instituição que se configura como suporte social mais assíduo para os idosos (MAIA *et al.*, 2016). O bom convívio familiar e o bem-estar dos familiares revelam-se motivo de felicidade, evidenciado nos relatos abaixo:

> Eu gosto muito da minha vida, da minha família, a gente é muito unido, irmãos e filhos, graças a Deus. E isso me dá uma grande alegria (E4).
> É a felicidade de eu estar com minha família, de eu estar vivendo ali com eles, [...] a minha maior felicidade é essa (E5).

Os idosos demonstram que estar com os familiares, convivendo bem com eles, é essencial para sua felicidade e consequente desejo de viver. Nesse sentido, os filhos parecem ter um significado especial na motivação para a vida da pessoa idosa. Associado a esse achado, identificou-se que a maioria dos idosos entrevistados mora com o cônjuge e/ou filhos, duas vivem sozinhas, e uma com os netos. Os relatos abaixo evidenciam a posição central dos filhos na rede social dos idosos:

> Meus filhos são tudo para mim, não é? Tudo para mim são meus filhos (E3).
> Hoje eu me sinto feliz, sou uma mulher feliz, porque meus filhos, graças a Deus, nunca deram trabalho (E13).

É possível perceber claramente o quanto os filhos têm importância na satisfação com a vida para a pessoa idosa. Por outro lado, o processo de envelhecimento, associado à inexistência de filhos, a perda ou dificuldade de acesso a familiares e amigos são fatores de risco para o isolamento na velhice (MAIA *et al.*, 2016).

Com o envelhecimento, vários aspectos da vida se transformam, a exemplo da frequência com que participam de atividades sociais na comunidade, além da quantidade e composição das redes sociais (PINTO; NERI, 2017). Essas redes são importantes recursos para a vida, que se tornam ainda mais pertinentes à medida que envelhecemos (MAIA *et al.*, 2016). Apesar disso, observa-se que, em diferentes sociedades, a velhice está fortemente associada à exclusão da vida social (GUEDES *et al.*, 2017).

No tocante à composição das redes sociais dos idosos do presente estudo, os depoentes revelaram que, além da família, os amigos têm papel importante na motivação para a vida. De modo semelhante, um estudo desenvolvido com 306 idosos em Portugal revelou que os familiares e a rede de amigos foram considerados os maiores preditores para um envelhecimento ativo (MAIA *et al.*, 2016).

No que tange às relações de amizade, os idosos destacam o contato social e acesso a novos contatos, como funções exercidas pela rede de amigos, além de sinalizar a importância da reciprocidade nas relações de amizade, evidenciado nos relatos abaixo:

> Gosto de conversar com os amigos, fazer mais amizade ainda do que os que eu tenho (E1).
> Eu gosto muito de ter amigos, de conversar, de brincar, gosto de dançar demais, gosto muito, eu gosto da vida. Viver sempre com alegria, em grupo, participar de atividades, isso me motiva muito (E9).
> Tem um grupo forte assim de mulheres, que uma vai segurando a mão da outra. As colegas, que uma vai incentivando a outra (E15).

Quando relatam sobre os amigos como fator de motivação para a vida, os idosos os relacionam também às atividades, sejam elas de interação como o diálogo, ou a partir da dança ou da ginástica. A prática de atividade de lazer foi associada a uma melhor qualidade de vida, promovendo o bem-estar físico, psicológico, sensorial, além de potencializar a autonomia do idoso (SILVA *et al.*, 2017).

Entretanto, é preciso destacar que, ao analisar o impacto da atividade na vida da pessoa idosa, há um importante aspecto a se avaliar: o tipo de atividade a ser realizada e as relações sociais envolvidas nessa atividade. Uma das hipóteses comprovadas nos desdobramentos da teoria da atividade aponta que é a atividade informal realizada com amigos, familiares e vizinhos que está mais fortemente associada com a satisfação com a vida (LEMON;

BENGTSON; PETERSON, 1972). Assim, a teoria da atividade é ratificada nesse estudo e ressalta a importância da rede social informal no efeito benéfico da atividade informal.

Outro achado que merece destaque é o valor das relações de reciprocidade estabelecidas na rede social, que as tornam significativas. O relato de **E15** aponta para a importância do estímulo e apoio mútuo no desenvolvimento coletivo. Assim, é importante considerar que as redes sociais se fortalecem diante de relações interpessoais em que haja reciprocidade (GUEDES *et al.*, 2017).

Outro aspecto evidenciado sobre a rede social informal foi que, nos depoimentos, a rede esteve bastante vinculada à UATI, como espaço que promove o reencontro de amigos, bem como a criação de novos laços de amizade onde a atividade acontece. Essa discussão será foco da próxima categoria que trata da UATI como espaço de participação social na velhice.

A UATI na promoção do envelhecimento ativo e saudável

A UATI foi caracterizada pelos depoentes como um espaço de contato social, lazer e felicidade, além de promotor da saúde. Destacam a importância da UATI na expansão da rede social, por promover o reencontro de amigos e, também, de novos laços de amizade.

De modo similar, idosos participantes de UATI em Uberaba-MG percebem o programa como possibilidade de criar novos laços, mantê-los ou retomá-los. Assim, a busca por ampliação dos vínculos sociais se constituiu em uma das motivações para participação na UATI (PEREIRA; COUTO; SCORSOLINI-COMIN, 2015).

A rede social pode ser classificada quanto à natureza das relações como redes formais e informais. As redes informais são aquelas formadas por familiares, amigos e vizinhos. Já as redes formais englobam organizações que oferecem diversos serviços, como aqueles oferecidos pelas universidades e programas da secretaria de saúde (DOMINGUES; ORDONEZ; SILVA, 2016).

A UATI, como parte da rede social formal fortalece a rede social informal, na medida em que promove o contato social e a atividade entre amigos. Esses achados sinalizam o potencial da UATI na formação de laços significativos, como é possível perceber nos relatos abaixo:

> Nós estamos gostando muito, encontramos amigos, fizemos mais amigos e isso é muito bom (E1).
> Então eu estou muito feliz por estar no meio do grupo que eu estou lá na UNEB. Esse grupo foi uma bênção na minha vida. Minha vida mudou, eu saio, eu fico feliz a hora que está no meio do grupo (E13).

A contribuição da UATI foi evidente na participação social desses idosos, a partir da amizade ali construída e/ou solidificada, das atividades realizadas com os amigos; além de se sentirem inseridos em um grupo.

A UATI proporciona contatos sociais mantidos regularmente, o que torna essas relações sociais mais significativas e capazes de oferecer suporte emocional adequado (CACHIONE *et al.*, 2017). Os idosos se sentem acolhidos na UATI. Durante o desenvolvimento da coleta, eles não referiram queixa de isolamento social. Entretanto, alguns demonstram que já se sentiram isolados, ou que em alguns contextos ainda sentem, porém enfatizam que a inserção na UATI oferece possibilidades de participação social, conforme os relatos abaixo:

> Antes eu parecia que estava entrando em depressão, uma tristeza, uma falta de alguma coisa, assim, me agoniando (E9).
> É muito ruim a gente envelhecer dentro de quatro paredes, já vem a tristeza, a solidão. Os filhos saem um para um canto, outro, para o outro. [...] Eu já senti solidão, já deu depressão, já deu vontade de, de fazer coisa, que não deveria nem pensar! Deus tenha misericórdia, não quero isso para a minha vida mais nunca, vou envelhecer lá na UNEB, minha escola (E13).

E9 e E13 demonstram que sentimentos de tristeza, solidão, vazio, angústia, isolamento social, a depressão e ideação suicida **(E13)** já fizeram parte de suas vidas no passado. Destacam que a UATI modificou essa realidade, e comentam sobre a solidão que pode existir "entre as quatro paredes", nos lares dos casais de idosos que vivem sós.

A porcentagem de idosos que vivem sozinhos aumenta com a idade, sendo maior entre mulheres, pessoas viúvas e aquelas com baixo poder aquisitivo. Nesse sentido, é importante atentar para a capacidade das redes sociais oferecerem suporte à pessoa idosa (MAIA *et al.*, 2016). Essas redes podem ter sua estrutura influenciada por fatores diversos, como a redução da taxa de natalidade, o divórcio e a morte. Em consequência, o idoso tende a perder contatos próximos, podendo vir a ser o único sobrevivente em seu círculo de relações, e, assim, passar a conviver com pessoas cujas relações não sejam afetivas nem efetivas (DOMINGUES; ORDONEZ; SILVA, 2016).

Acrescido a esses fatores, as limitações funcionais, redes sociais frágeis, bem como a presença de doenças constituem fatores de risco para o isolamento social (MAIA *et al.*, 2016).

A melhoria no bem-estar do idoso, proporcionada pela participação social, é explicada por diferentes caminhos: possibilitar o acesso a recursos, aumentando a motivação para o autocuidado; aumentar o fluxo de informações sobre as boas práticas de saúde; induzir reações fisiológicas benéficas de regulação neuroendócrina e hormonal no controle do estresse; além de promover alívio do estresse financeiro ou eventos adversos, por meio do apoio da rede social (PINTO; NERI, 2016).

No presente estudo, os idosos revelam que a inserção na UATI foi motivada pela busca por saúde. Em muitos casos, essa busca foi impulsionada por indicação médica, enfatizando a hidroginástica como atividade apropriada para os idosos, conforme relatos abaixo:

> Como dizem que a hidroginástica é uma atividade boa para a saúde, então a gente veio (E7).
> É que sempre eu fazia caminhada, aí o médico falou que tinha constatado desgaste no joelho, que eu não andasse que me prejudicava mais, a não ser que a senhora tem que fazer uma hidro (E5).

O programa da UATI/UNEB-Campus XII foi criado por docentes do curso de educação física. Até então, as atividades oferecidas estão restritas a essa área de atuação, o que justifica a ênfase dos depoimentos na hidroginástica, que atualmente representa a UATI nesse Campus.

Esse achado revela a importância do programa em oferecer uma atividade tão relevante para essa população, como é a hidroginástica, porém, sinaliza a necessidade de ampliá-lo para melhor atender às demandas dos idosos, bem como melhor explorar as potencialidades da universidade em ofertar suporte para uma velhice bem-sucedida. É importante que a universidade conheça melhor os recursos e as propostas da UATI, para explorá-la como oportunidade de intervir e aprender (PEREIRA; COUTO; SCORSOLINI-COMIN, 2015).

Em seus depoimentos, os idosos reconhecem a importância de manterem-se ativos para a promoção da saúde e percebem na UATI essa possibilidade, conforme as falas a seguir:

> Fui no ortopedista, ele me tirou a caminhada, por causa da artrose, então, e desgaste na coluna. E aí eu falei, doutor, eu não vou fazer nada? Eu vou ficar sedentária, dentro de casa? Só engordando? Ele: "não, a senhora pode fazer a hidroginástica na água" (E4).
> Eu sempre ando atrás dessas coisas. Eu trabalhei muito, agora não aguento trabalhar, o trabalho é exercício, não é? Não aguento trabalhar, então procuro essas coisas, procuro caminhar, procuro vim para aqui (E6).

É perceptível que esses idosos fazem um movimento no sentido de permanecerem ativos, mesmo diante das limitações que a idade possa trazer, buscam alternativas de atividade para não se tornarem ociosos e sedentários.

A proteção que a participação social concede contra o declínio funcional depende do tipo de atividade social praticada, e a maneira como ela é executada. Muitas delas envolvem atividade física como a dança, o esporte, ou a ginástica, o que contribui para que os idosos sejam fisicamente ativos (PINTO; NERI, 2016).

Os idosos revelaram que a inserção na UATI promoveu uma transformação positiva na condição de saúde e qualidade de vida, conforme evidenciado a seguir:

> Olha minha filha, eu tinha tantas dores no corpo que eu não aguentava! Mexia, dor nas costas, dor nas mãos. Eu não podia pegar em nada, tudo doendo, o corpo, as costas, doía tanto [...] depois que entrei aí melhorei (E9).
> Eu era uma pessoa que tomava muito remédio. [...] agora, você ver que tem três anos, eu nunca mais tomei remédio. Dor, às vezes a gente sente, mas hoje eu já tenho até força de superar (E11).

Os idosos demonstram claramente o quanto a UATI é benéfica à saúde, reduz a dor, a polifarmácia, e muito além, potencializa a capacidade de resiliência do idoso.

Há evidências de que maior nível de participação social implica em boa saúde emocional e afetiva, e em menor risco para doenças, incapacidade, mortalidade, bem como autoavaliação negativa de saúde (PINTO; NERI, 2016). É preciso que os programas educacionais incluam os idosos, pois esta pode ser uma importante fonte de apoio para o enfrentamento de mais uma etapa do ciclo vital (INOUYE *et al.*, 2018).

Diante desses achados é preciso buscar estratégias de fortalecimento da UATI, levando em consideração às demandas da população idosa, bem como seus recursos, experiências e projetos.

O trabalho voluntário religioso é fonte de gratificação e felicidade na velhice

O trabalho voluntário religioso emergiu dos depoimentos como uma oportunidade de participação social e substituição de papéis na velhice, que colabora para o autoconceito e satisfação com a vida. Esse tipo de trabalho se revestiu em fonte de gratificação e felicidade.

A aproximação da velhice faz surgir processos de reflexão sobre a vida, interiorização e busca por autoconhecimento, o que desperta no idoso o desejo de contribuir com a sociedade (NERI, 2016). Fica evidente o desejo que os idosos têm de ajudar o outro, bem como a satisfação que o engajamento social desperta, conforme os depoimentos:

> Se estiver doente e eu puder ajudar, e ele se reestabelecer, eu fico muito feliz. Tudo que eu puder fazer em prol do bem dos outros, ajudar os outros, é isso que vai me motivando a viver (E9).
> Toda hora que me pedir a mão, eu estou pronta para dar, sempre à disposição, sempre estar disposta a servir (E11).

Os idosos demonstram seu altruísmo com atitudes de dedicação da sua vida ao outro; buscam dessa forma, dar sua contribuição à comunidade. Entre os conceitos centrais da teoria da atividade têm-se o autoconceito, a mudança de papéis e a satisfação com a vida (LEMON; BENGTSON; PETERSON, 1972).

A teoria da atividade busca justamente explicar como a pessoa idosa se adapta às mudanças do processo de envelhecimento, considerando que a atividade é pré-requisito para uma velhice bem-sucedida, e a adaptação às perdas na velhice se dá a partir da substituição de papéis sociais perdidos (HAVIGHURST, 1968).

O trabalho voluntário tem se mostrado como estratégia de promover a substituição de papéis na velhice, trocando sentimentos de falta de motivação para a vida e de inutilidade, por sentimento de orgulho, felicidade e reconhecimento (LABEGALINI *et al.*, 2015). Os participantes revelaram que o trabalho voluntário é fonte de motivação para a vida, gratificação e felicidade, destacando nos relatos o trabalho voluntário religioso:

> Eu sou legionária da legião de Maria, da Igreja. A gente vai aonde estão precisando da gente. Então, isso é muito bom, isso me motiva muito (E4).
> Cuidar da evangelização das crianças, lá na luz do caminho, que é o centro que eu frequento, e também tem a evangelização dos adultos, a gente participa também, faz sopa, distribui para aquelas crianças (E9).
> Eu fui ministra extraordinária da comunhão dezenove anos. O tempo que eu fui muito feliz foi um tempo que a gente trabalhava com menores, assim, carentes (E15).

A partir desses relatos é possível perceber o quanto o trabalho voluntário religioso garante um lugar social para essas pessoas que ressignificam sua identidade e posição social na atividade voluntária de cunho religioso. Elas identificam-se na posição social que ocupam no voluntariado, como podemos ver nos depoimentos de **E4** e **E15**. Esse trabalho possibilita a pessoa idosa um status social valorizado por eles, garantindo um espaço de participação social efetiva, o que pode trazer influências positivas ao seu autoconceito.

O trabalho voluntário religioso pode mudar a percepção que os idosos têm de si próprios, por se perceberem produtivos e capazes de ajudar o próximo, e por serem vistos por outras pessoas como essenciais na vida de alguém. Esse tipo de voluntariado resulta em felicidade e satisfação com a vida, estimula o convívio social e ressignifica a vida das idosas (LABEGALINI *et al.*, 2015).

A trajetória de participação social mais comum na velhice é a de redução, porém, quando se considera o trabalho voluntário, se observa elevação do engajamento social. O desengajamento torna-se mais evidente a partir dos 75 anos de idade, associado ao declínio da saúde e funcional, além de outros eventos comuns na velhice (PINTO; NERI, 2017).

Apesar de não ser uma realidade presente na maior parte dos discursos, uma das idosas de 75 anos referiu a necessidade de reduzir seu engajamento social pelo declínio das suas condições de saúde, deixando claro o quanto esse desengajamento era custoso para ela.

> Eu fui ministra extraordinária da comunhão dezenove anos, agora esse ano que eu parei, é isso que está me ajudando a viver. [...] Nossa Senhora! Me dava vontade de viver, aquela alegria. A gente continua na liturgia, essa aí não requer tanto trabalho (E15).

Como é possível perceber, **E15** vê o trabalho voluntário como sentido para sua vida e importante rede de suporte social, portanto, busca formas de continuar participando dos trabalhos da Igreja, mas aqueles que não exijam tanto deslocamento ou esforço físico, por sua condição de saúde não permitir.

Nesse sentido, é importante estimular a participação da pessoa idosa em trabalhos voluntários e fazer as adaptações necessárias, para que permaneçam ativos nessas atividades, pois, diferente do que muito já se propagou, os idosos não representam apenas custos para a sociedade. Eles têm muito a oferecer através de sua experiência e disponibilidade, e o trabalho voluntário é uma das estratégias de participação social mais receptiva a esse público.

Considerações finais

A participação social sustenta o projeto de vida da pessoa idosa, na medida em que a rede social motiva a sua vida. Os familiares e amigos dão sentido à vida do idoso. Também, a UATI representa uma estratégia de expansão e fortalecimento da rede de suporte social, promovendo um envelhecimento ativo e saudável. O trabalho voluntário religioso substitui os papéis perdidos na velhice, melhorando o autoconceito e bem-estar dos idosos.

Desse modo, é importante que os serviços de saúde, sobretudo os da atenção primária, reconheçam os espaços de participação social da pessoa idosa na comunidade, estimulem a sua participação, para que componha de modo efetivo a sua rede social.

REFERÊNCIAS

BARDIN, L. **Análise de Conteúdo**. Tradução: Luís Augusto Pinheiro. São Paulo: Edições 70, 2016.

CAMARANO, A. A.; KANSO, S. Envelhecimento da população brasileira. Uma contribuição demográfica. *In:* FREITAS, E. V.; PY, L. **Tratado de Geriatria e Gerontologia**. 4. ed. Rio de Janeiro: Guanabara Koogan, 2016. p. 141-163.

CACHIONI, M.; DELFINO, L. L.; YASSUDA, M. S.; BATISTONI, S. S. T.; MELO, R. C.; DOMINGUES, M. Bem-estar subjetivo e psicológico de idosos participantes de uma Universidade Aberta à Terceira Idade. **Revista Brasileira de Geriatria e Gerontologia,** v. 20, n. 3, p. 340-352, 2017.

DOMINGUES, M.; ORDONEZ, T. N.; SILVA, T. B. L. Instrumentos de Avaliação da Rede de Suporte Social. *In:* FREITAS, E. V.; PY, L. **Tratado de Geriatria e Gerontologia**. 4. ed. Rio de Janeiro: Guanabara Koogan. p. 2437-2448, 2016.

GUEDES, M. B. O. G.; LIMA, K. C.; CALDAS, C. P.; VERAS, R. P. Apoio social e o cuidado integral à saúde do idoso. **Physis**. v. 27, n. 4, p. 1185-1204, 2017.

HAVIGHURST, R. J. Personality and Patterns of Aging. **The Gerontology,** v. 8, n. 1, p. 20-23, 1968.

INOUYE, K.; ORLANDI, F, S.; PAVARINI; S. C. L.; PEDRAZZANI, E. S. Efeito da Universidade Aberta à Terceira Idade sobre a qualidade de vida do idoso. **Educ. Pesqui.**, São Paulo, v. 44, e142931, 2018.

LABEGALINI, C. M. G.; UEMA, R. T. B.; CARREIRA, L.; HIGARASHI, I. H.; BALDISSERA, V. D. A. O trabalho voluntário na pastoral da criança na terceira idade: repercussões pessoais. **Rev. Pesqui. Cuid. Fundam. (Online)**, v. 7, n. 3, p. 2726-2737, 2015.

LEANDRO-FRANÇA, C.; MURTA, S. G. Prevenção e promoção da saúde mental no envelhecimento: conceitos e intervenções. **Psicol. Cienc. Prof.**, v. 34, n. 2, p. 318-329, 2014.

LEMON, B.; BENGTSON, V.; PETERSON, J. An Exploration of the Activity Theory of Aging: activity types and life satisfaction among in-movers to a retirement community. **Journal of Gerontology**, v. 27, n. 4, p. 511-523, 1972.

MAIA, C. M. L.; CASTRO, F. V.; FONSECA, A. M. G.; FERNÁNDEZ, M. I. R. Redes de apoio social e de suporte social e envelhecimento ativo. **INFAD Revista de Psicología**, v. 1, n. 1, p. 293-304, 2016.

MINAYO, M. C. S.; DESLANDES, S. F.; CRUZ NETO, O.; GOMES, R. **Pesquisa social**: teoria, método e criatividade. 29. ed. Rio de Janeiro: Vozes, 2010.

NERI, A. L. Teorias psicológicas do envelhecimento. Percurso histórico e teorias atuais. *In:* FREITAS, E. V.; PY, L. (org.). **Tratado de Geriatria e Gerontologia**. 4. ed. Rio de Janeiro: Guanabara Koogan; 2016. p. 108-125.

ORGANIZAÇÃO MUNDIAL DE SAÚDE. **Envelhecimento ativo:** uma política de saúde. 2005. p. 1-60.

PEREIRA, A. A. S.; COUTO, V. V. D.; SCORSOLINI-COMIN, F. Motivações de idosos para participação no programa Universidade Aberta à Terceira Idade. **Rev. Bras. Orientac. Prof.**, v. 16, n. 2, p. 207-217, 2015.

PINTO, J. M.; NERI, A. L. Participação social e envelhecimento. *In:* FREITAS, E. V.; PY, L. (org.). **Tratado de Geriatria e Gerontologia**. 4. ed. Rio de Janeiro: Guanabara Koogan, 2016. p. 2406-2417.

PINTO, J. M.; NERI, A. L. Trajetórias da participação social na velhice: uma revisão sistemática da literatura. **Rev. Bras. Geriatr. Gerontol.**, v. 20, n. 2, p. 259-272, 2017.

SILVA, M. O.; SANTOS, A. S.; ANGELOTTI, L. C. Z.; ANDRADE, V. S.; TAVARES, G. S. Trabalho, atividades de lazer e apoio familiar: fatores para proteção da qualidade de vida de idosos residentes no município de Sacramento-MG. **Rev. Ter. Ocup. Univ.**, v. 28, n. 2, p. 163-172, 2017.

A CONVIVÊNCIA QUE PROTEGE, INCLUI E FAVORECE O ENVELHECIMENTO ATIVO

Cora Cacilda de Menezes Medeiros

O século passado ficou marcado pelos avanços na área da ciência e na área da saúde, bem como pela queda na taxa de fertilidade. Por outro lado, o século atual aponta para a longevidade e a concentração urbana, que tem como consequência o crescimento demográfico das cidades, com o segmento das pessoas com 60 anos com expressiva expansão. Desta forma, o envelhecimento populacional e a urbanização são duas tendências mundiais crescentes no século XXI. Diversas cidades no mundo estão reestruturando seus espaços e seus serviços de forma a propiciar acessibilidade a sua população idosa. De acordo com a Organização Mundial da Saúde (OMS), "uma cidade amiga do idoso estimula o envelhecimento ativo ao otimizar oportunidades para saúde, participação e segurança, aumentando assim, a qualidade de vida à medida que as pessoas envelhecem" (OMS, 2008, p. 7).

Um envelhecimento ativo e saudável, indicativo de uma velhice independente e com autonomia, precisa ser prioridade para os gestores públicos. Buscar alternativas para a prevenção de danos comuns ao processo de envelhecimento humano deve contemplar não apenas a promoção da saúde, mas também a oferta de atividades educativas e culturais, proporcionando desta forma também, a sociabilização e a integração das pessoas idosas. Todas essas possibilidades são possíveis de serem contempladas através dos Grupos de Convivência de Pessoas Idosas. Esses espaços são consensualmente percebidos pelos estudiosos(as) da área (ANDRADE *et al.*, 2014; DALMOLIN *et al.*, 2012), como um suporte fundamental para a manutenção da saúde da Pessoa Idosa, razão pela qual são, atualmente, estimulados não apenas no Brasil, mas em todas as sociedades que passam pelo processo de envelhecimento populacional.

A Cidade do Recife vem avançando nos últimos anos no que se refere ao fomento de atividades voltadas a garantia dos Direitos Humanos e alguns marcos legais e históricos importantes demonstram essa preocupação. Por exemplo, a Lei Municipal nº 17.108/2005, versa sobre a criação, pela primeira vez na estrutura da Gestão Municipal, de uma secretaria com essa finalidade, denominada naquele momento de Secretaria de Direitos Humanos e Segurança Cidadã; e esta tornou-se também, responsável pela política de promoção e defesa dos direitos da Pessoa Idosa; a Lei Municipal nº 17.310/2007, dispõe sobre a criação do Conselho Municipal de Defesa dos Direitos da Pessoa Idosa do Recife (RECIFE, 2007); e, mais recentemente, a Lei Municipal nº 18.173/2015, que foi instituiu o Fundo Municipal dos Direitos da Pessoa Idosa (RECIFE, 2015a). Além disso, em conformidade com a Política Nacional e Municipal da Pessoa Idosa e com o Estatuto do Idoso, uma série de projetos, e ações articuladas para este público vem sendo desenvolvida na Cidade por diversos atores governamentais e não governamentais.

Merece destaque também, a realização das Conferências Municipais de Defesa dos Direitos da Pessoa Idosa do Recife. As conferências de defesa de direitos são espaços constitucionais legítimos para o exercício do Controle Social e Democrático, com a participação dos setores organizados da sociedade e dos poderes governamentais para a formulação e efetivação das políticas públicas, bem como do acompanhamento e avaliação destas políticas.

Questões como o uma cidade pode fazer para ajudar as pessoas a se manterem independentes e ativas à medida que envelhecem tornam-se cada vez mais fundamentais. A crise causada pela COVID-19 reforça essa máxima, além de ter gerado uma necessidade ainda maior de ações voltadas à cidadania da pessoa idosa (NASCIMENTO; TAVARES; MEDEIROS, 2021).

Como se sabe no início de março de 2020, a Cidade do Recife e várias outras cidades do Brasil foram surpreendidas não só com a chegada da pandemia do coronavírus, mas também com sua rápida disseminação, resistência e alta letalidade entre as pessoas idosas, obrigando a um isolamento social com importantes repercussões físicas e mentais para o segmento idoso. Grandes mudanças na rotina e na condição de vida dessas pessoas foram necessárias, sobretudo, com o intuito de protegê-los do vírus e de garantir sua saúde de modo geral, mesmo com as imposições trazidas pela COVID-19.

A heterogeneidade do envelhecimento se articula de maneira indissociável às condições em que se envelhece. Nesse sentido, o compromisso para promoção do envelhecimento ativo envolve a promoção de condições para que a população possa discutir assuntos relacionados as suas demandas, promovendo um maior convívio social, o desenvolvimento de habilidades intelectuais, culturais e artísticas, bem como o exercício da cidadania.

A preocupação com as diferentes velhices, e a certeza de que se faz necessária uma política que contemple e incentive a manutenção, a autonomia e a sociabilidade dessas pessoas, bem como o fortalecimento da convenca comunitária e familiar, tão saudáveis ao processo de desenvolvimento humano, fez com que a Prefeitura do Recife criasse o Projeto "A Convivência que Protege". Seu lançamento ocorreu na primeira semana de março de 2020, dias antes do anúncio do estado de emergência em função da pandemia do novo coronavírus. Em função da situação pandêmica, o Projeto sofreu ajustes no seu formato de execução, que serão apresentados a seguir, juntamente com sua concepção, objetivos e resultados até o momento alcançados junto a este importante grupo etário.

Os Grupos de Convivência e o processo de envelhecimento humano

A Organização das Nações Unidas aponta três enfoques para um envelhecimento satisfatório/ativo: a) prevenção da deterioração física e psíquica e promoção da saúde; b) incremento da oferta educativa e cultural; e c) integração social das Pessoas Idosas. Nesse contexto, os Grupos de Convivência têm sido uma alternativa estimulada em todo o Brasil, destinada às Pessoas Idosas independentes e autônomas, ou que apresentem Grau de Dependência I, estabelecido pela Agência Nacional de Vigilância a Saúde – ANVISA. O Grau de Dependência I, de acordo com a Resolução – RDC Nº 283, de 26 de setembro de 2005 (ANVISA, 2005) diz respeito ao idoso ou idosa que, mesmo independentes requeiram o uso de equipamento de autoajuda.

Esses Grupos buscam favorecer as Pessoas Idosas não apenas maior longevidade, mas também felicidade, qualidade de vida e satisfação pessoal. Nele são desenvolvidas atividades que contribuem com o processo de envelhecimento ativo; com o desenvolvimento da autonomia e de sociabilidades; e ainda com o fortalecimento do convívio comunitário e familiar.

Na participação em grupos de convivência, as Pessoas Idosas são movidas a compartilharem suas angústias, tristezas, amores, alegrias, afetos, saberes, reduzem sentimentos como medo, insegurança e depressão, doam e recebem afeto, conversam com os amigos e trocam experiências de vida. Além disso, o grupo de convivência representa um ambiente que possibilita fazer novas e boas amizades. De maneira geral, elas associaram bem-estar à saúde mental e física (WICHMANN, 2013). As atividades sociais e culturais oferecidas nesses locais propiciam, portanto, o encontro, a relação, a participação e a ocupação do tempo livre das pessoas idosas, contribuindo efetivamente na redução das violências sofridas pelo segmento.

Para os idosos e as idosas, fazer parte de um grupo é uma conquista, é a oportunidade de sair da solidão, conviver com pessoas da mesma idade e buscar atividades com a finalidade de dar sentido à vida, entre outras questões.

Ter um grupo como referência pode ser visto como um suporte emocional e também como forma de enfrentar também a violência e a discriminação sofrida por muitas pessoas idosas. O grupo também oferece ao indivíduo idoso a oportunidade criar novos objetivos em sua vida e poder compartilhar alegrias, tristezas e conhecimentos. Nesse convívio, o idoso/a interage com outras pessoas, fortalecendo as relações de apoio, partilhando experiências pessoais, incertezas e angústias, permitindo uma avaliação do seu viver, pois é no convívio que se criam vínculos que as redes de proteção informal, muitas vezes, mais efetivas do que a rede familiar.

Esses grupos são também espaços de promoção da saúde e da prevenção de doenças, uma vez que, melhoram-se na pessoa idosa, a autoestima, e sua aceitação/inclusão na sociedade. Sendo assim, os Grupos de Convivência, proporcionam aos gestores a diminuição dos custos com a saúde, na medida em que proporcionam 'alimento' para a qualidade de vida da Pessoa Idosa (MEDEIROS; BELO; MENEZES, 2019). Sob essa perspectiva, em sua maioria, desenvolvem ações que envolvem tanto atividades físicas como a criação de uma nova rede social, motivadora de novas perspectivas, preenchimento da afetividade e segurança.

Mesmo diante de todas estas evidências da importância destes espaços na saúde física e mental do coletivo idoso, existe pouca disponibilidade acerca da realidade dos Grupos de Convivência da Cidade do Recife, no tocante ao número exato de grupos efetivamente funcionais, bem como do número de participantes de cada um dos grupos.

Apesar dos poucos registros, já na 1ª Conferência Municipal de Defesa dos Direitos da Pessoa Idosa do Recife (ICMDDPIR), em 2006, foi elaborado um relatório pelos delegados presentes (RECIFE, 2006), no qual constam como recomendações:

a) Apoiar entidades e grupos de convivência de Pessoas Idosas, orientando, acompanhando e promovendo capacitações;
b) Estimular a criação de novos grupos de convivência nas Regiões Político-Administrativas – RPA'S.

As RPA's são formadas por conjuntos de bairros do Recife utilizados pelo planejamento, para elaboração e realização de projetos, atividades e ações, ao longo do território municipal, e foram criadas através de Lei Municipal Nº 16293 do ano de 1997 (RECIFE, 1997).

A necessidade de contemplar deliberações em suas conferências voltadas para o fortalecimento dos Grupos de Convivência permaneceu nas demais CMDDPIR. Assim sendo, nos relatórios das conferências seguintes (RECIFE, 2008, 2011, 2015b), foram aprovadas pela Plenária final, propostas tais como:

a) Fortalecer e ampliar os grupos de convivência, garantindo-lhes toda estrutura necessária para o seu bom funcionamento;
b) Implantar e implementar uma política de comunicação para divulgar nas comunidades as ações e serviços voltados à pessoa idosa,

utilizando todos os meios de comunicação (cartilhas, panfletos, jornais, rádio, TV, internet), como também levar aos grupos de convivência capacitação sobre o Estatuto do idoso de maneira clara e objetiva;

c) Divulgar as ações do Conselho Municipal de Defesa dos Direitos da Pessoa Idosa do Recife – COMDIR nos meios de comunicação, através de material informativo, nos grupos de convivência.

Desta forma, não teria como a Gestão Municipal desconsiderar os Grupos de Convivência como espaços relevantes para a Política Pública efetivar os dispositivos legais referentes à promoção e a garantia dos direitos da pessoa idosa, e assim tem sido feito.

Atuação Municipal junto aos Grupos e a Convivência que Protege

Em 2008, foi realizado o Diagnóstico dos Grupos de Convivência de Idosos do Recife com o objetivo de caracterizar o público frequentador dos grupos e as possíveis contribuições que o Grupo de Convivência teria proporcionado para a qualidade de vida dos seus participantes. O trabalho foi uma iniciativa da Secretaria Municipal de Assistência Social, que desde o ano de 2001 implementou a Política de Defesa dos Direitos da Pessoa Idosa, garantindo as condições para a criação da Política Municipal da Pessoa Idosa, sancionada pela Lei Nº 17.030 (RECIFE, 2004).

Alguns anos depois, mais precisamente em julho de 2018 aconteceu o 1º Encontro dos Grupos de Convivência do Recife com pessoas participantes de 71 Grupos de Convivência. O objetivo geral da iniciativa foi reunir os Grupos de Pessoas Idosas com registro na Prefeitura da Cidade, buscando estimular o intercâmbio e a articulação entre suas lideranças, de maneira a fortalecer o seu funcionamento e oportunizar a reflexão em torno de alternativas para a superação de dificuldades.

O referido encontro foi uma iniciativa da Gerência Municipal da Pessoa Idosa – GPI, que tem como atribuições: *executar, formular e propor Políticas Públicas voltadas para a promoção e defesa dos direitos da Pessoa Idosa na Cidade do Recife que visem à valorização do segmento, bem como ao enfrentamento do preconceito e da discriminação, através de ações e atividades que levem à Formação e Disseminação do Conhecimento; Garantia dos Direitos; Fortalecimento da Convivência Familiar, Comunitária e Intergeracional, e do Controle e Participação Social.*

Sendo assim, a GPI trabalha para a implementação da Política Municipal da Pessoa Idosa de forma integrada com as demais Políticas Públicas, incluindo outros atores sociais, na perspectiva dos direitos humanos, empoderamento e autonomia de todas e todos que fazem parte deste grupo social.

Após atuação junto aos inúmeros Grupos de Convivência, localizados em diversas comunidades do Recife, a Gerência da Pessoa Idosa sentiu a necessidade de formatar um projeto que melhor traduzisse essa atuação. Foi criado então, no início de março de 2020 o Projeto "A Convivência que Protege". O referido Projeto tem por finalidade estimular a participação das pessoas idosas nos Grupos de Convivência, como também, fortalecer esses Grupos, oferecendo ações que atendam as carências dos grupos de convivência de forma ampla e sistêmica.

O Projeto espera assim, contribuir com o processo de envelhecimento ativo, saudável e autônomo, com a presença e participação de cada vez mais pessoas nestes Grupos; prevenir a violência dando oportunidades para a pessoa idosa se sentir protegida e consciente dos seus direitos; detectar necessidades e interesses e com isso estimular a presença e a participação; oferecer através de equipe técnica especializada o desenvolvimento de potencialidades e capacidades para novos projetos de vida; propiciar vivências que valorizam as experiências e que estimulem e potencializem as condições de escolher e decidir, contribuindo para o desenvolvimento da autonomia e do protagonismo social; e finalmente, não menos importante, ocupar o tempo livre da Pessoa Idosa, evitando questões psíquicas e emocionais decorrentes da solidão, condição comum nessa faixa etária.

A forma de atuação prevê organizar os Grupos para ações individuais ou por RPA, de modo a oferecer ao longo do ano atividades como:

- Oficinas / Cursos, com o objetivo de possibilitar a construção de novos conhecimentos e o desenvolvimento de novas habilidades;
- Atividades Físicas, com o objetivo de promover saúde, lazer e cultura, e favorecer os relacionamentos interpessoais;
- Atividades Socioculturais, com o objetivo de estimular a criatividade e oportunizar a valorização do percurso de vida da Pessoa Idosa;
- Palestras, exposição oral e/ou audiovisual a respeito de temas de interesse da Pessoa Idosa;
- Encontros mensais entre as coordenações e a Gerência da Pessoa Idosa.

Atuação em tempos de Pandemia da COVID-19

Como foi dito anteriormente, o Projeto "A convivência que protege", foi lançado dias antes da decretação das medidas sanitárias impostas pela pandemia causada pelo novo coronavírus. Os casos de óbito por COVID-19, em pessoas idosas nos países da Europa e nos Estados Unidos, reforçavam a preocupação com velhos (as) da nossa cidade (GOMES *et al.*, 2021). Uma questão afligiu toda a equipe técnica envolvida com o projeto: como o nosso público idoso irá conviver com a imposição do distanciamento social, uma vez que sempre fora dito para ele "não se isole, participe, saia de casa, venha conviver!".

Diante da realidade imposta a única alternativa foi a criação e implantação do WhatsApp solidário, a partir de um grupo virtual da Gerência da Pessoa Idosa com as coordenações dos Grupos e ampliar o número de participantes para que todos os idosos e idosas independentes de serem coordenadores ou não, pudessem fazer parte do WhatsApp solidário. No que concerne ao enfrentamento diante do cenário adverso, os esforços se concentraram em evitar o adoecimento do grupo de risco – pessoas idosas, cuja fragilidade, na grande maioria das vezes é agravada por fatores diversos e anteriores (GOMES *et al.*, 2021).

Desta forma, diariamente e em todos os horários, eram divulgadas informações cientificas importantes, esclarecidas dúvidas, fornecidas orientações sobre prevenção, como proceder em caso de adoecimento, evitar a propagação de *fake news* e sobretudo manter o espírito de solidariedade e esperança diante de uma pandemia sem precedentes para toda a população.

Com o passar dos meses e a certeza de que o distanciamento iria perdurar, pelo menos até a chegada da vacina, alternativas de participação e motivação precisavam ser criadas através do Projeto. Dessa forma, já em maio daquele mesmo ano, as pessoas idosas foram motivadas a enviar vídeos, por elas produzidos e em suas casas, mostrando seu dia a dia. O objetivo dos vídeos foi mostrar o cotidiano dessas pessoas, buscando quebrar estereótipos referentes ao adoecimento e a desobediência quanto ao distanciamento social.

Os vídeos recebidos através do WhatsApp solidário, deram origem a um vídeo clip, que recebeu o título de "A natureza das coisas" e está disponível no link https://www.youtube.com/watch?v=70Df9EG-I3Q.

Com a iniciativa do vídeo aprovada e participação garantidas, o São João de 2020 foi vivenciado com a criação de uma "Quadrilha Virtual", utilizando os mesmos recursos dos vídeos pelo celular e enviados através do WhatsApp solidário. Desta vez, porém, uma exigência foi feita pela produção: ornamentar o cenário doméstico com motivação junina e usar os trajes também característicos dos festejos juninos. A "Quadrilha Virtual" também está disponibilizada nas redes sociais através do link https://www.youtube.com/watch?v=kM3_D3OM-r4.

No mês seguinte, esse mesmo Grupo foi estimulado a postar no WhatsApp solidário fotos com seus netos e netas como forma de comemorar o Dia dos Avós, em 26 de julho. Também ocorrem oficinas para a participação em reuniões virtuais e em vídeos conferências, com profissionais da área da saúde.

Infelizmente durante o ano de 2021 as restrições sanitárias para o público idoso foram mantidas, porém, agora, com a motivação da aplicação da vacina, mas também com muitas dúvidas acerca de sua eficácia como também dos seis efeitos colaterais. Mais uma vez o Grupo foi fundamental para esses esclarecimentos e provocou uma nova interação: todos e todas foram convidados/as a postarem fotos ou vídeos do seu momento tão esperado: receber a vacina contra o novo coronavírus. Teve origem assim, mais um vídeo clip, agora com o título de "Vacina Sim", disponível no Instagram da Gerência da Pessoa Idosa do Recife.

De forma virtual ainda, o Projeto elaborou um e-book denominado "Lembranças do São João: presentes na memória e guardadas no coração", com fotos e relatos das festas de São João vividas por 32 Grupos de Convivência, dos que fazem parte do WhatsApp solidário. Foi mais um momento desafiador, especialmente para nossos idosos e idosas que tiveram mais uma vez que lidar com as mudanças na forma de vivenciar fortes tradições com o São João.

Em novembro deste ano, com praticamente toda nossa população idosa já com as três doses da vacinação contra a COVID-19, os encontros presenciais do Projeto foram retomados, durante a 7ª Jornada Municipal de Direitos Humanos. Estes momentos foram repletos de grande emoção e os assuntos escolhidos para esse reencontro, foram as oficinas de "Saúde e Movimento" e de musicoterapia – "Quem canta seus males espanta", bem significativos para uma retomada das atividades presenciais de uma "Convivência que Protege".

Considerações finais

A Organização Mundial da Saúde acrescentou recentemente mais um pilar estruturante para a Política do Envelhecimento Ativo, assim foi incluído aos pilares Participação, Saúde e Segurança, o pilar Aprendizado ao Longo da Vida.

Um envelhecimento ativo deveria ser conquistado de forma contínua desde o nascimento de uma criança. Nesse sentido a OMS instituiu os Pilares do Ciclo de Vida, trazendo a saúde, a participação, a segurança, como importantes investimentos para uma qualidade de vida na velhice. O *aprendizado ao longo da vida* foi recentemente incluído como o quarto pilar, definido como o sustentador de todos os demais pilares.

Isto reforça a indicação de que o foco de cuidado deixa de ser apenas a doença, mas valoriza a participação social da pessoa idosa, além de que, deixa claro, que não existe idade nem tempo para aprender. Isto posto, somos levados a pensar que a garantia da saúde física e mental dos(as) idosos(as) está diretamente relacionada com o estabelecimento de vínculos sociais, necessários em qualquer período da vida humana, sobretudo na velhice (MEDEIROS; BELO; MENEZES, 2019).

Nessa perspectiva, a Gestão Municipal considera relevante a convivência entre as pessoas idosas em seus grupos, para o fortalecimento destes pilares. Não há como negar a sensação prazerosa de pertencimento através da participação em um vídeo ou de uma troca de informações seguras, que traz também o empoderamento que inclui e protege. A proteção é sem dúvida uma aliada da saúde e ainda propicia conhecimento e bem estar.

Vale destacar que as diferentes esferas dos governos federal, estadual e municipal detêm a responsabilidade de proporcionar condições para que a Pessoa Idosa permaneça no espaço familiar, mas também de ser incluída nos espaços sociais. Infelizmente, ainda hoje, o preconceito e a falta de políticas específicas constituem grandes empecilhos para uma vivência plena e ativa das Pessoas Idosas em todos os locais públicos (MEDEIROS; BELO; MENEZES, 2019).

Incentivar a participação política e social das Pessoas Idosas nos seus Grupos e em todos os espaços sociais possíveis, bem como propiciar a qualificação dessa atitude, representam muito provável, o primeiro e principal desafio do Projeto "A Convivência que Protege", para os próximos anos, como também aprender com os anos anteriores, anos da Pandemia COVID-19.

REFERÊNCIAS

ANDRADE, A. do N. *et al.* Percepção de idosos sobre grupo de convivência: estudo na cidade de Cajazeiras-PB. **Rev. Bras. de Geriatria e Gerontologia**, v. 17, n. 1, p. 39-48, 2014. Disponível em: https://dx.doi.org/10.1590/S1809-98232014000100005. Acesso em: 24 out. 2018.

ANVISA. Agência Nacional de Vigilância Sanitária. RDC nº 283, de 26 de setembro de 2005. Regulamento técnico para o funcionamento das instituições de longa permanência para idosos. Brasília: **ANVISA**, 2005. Disponível em https://bvsms.saude.gov.br/bvs/saudelegis/anvisa/2005/res0283_26_09_2005. Acesso em: 09 jan. 2022.

DALMOLIN, S. I. *et al.* A importância dos grupos de convivência como instrumento para a inserção social de idosos. **Anais 5º Congresso Brasileiro de Extensão Universitária.** Porto Alegre, 2012. Disponível em: http://ebooks.pucrs.br/edipucrs/Ebooks/Web/978-85-397-0173-5/Sumario/6.1.14.pdf. Acesso em: 01 nov. 2018.

GOMES, C. A. *et al.* Observatório – ILPI em 12 IPIS do Recife, Jaboatão dos Guararapes e Olinda – breve reflexões sobre ações e resultados. *In:* MARTINS, E. A.; PAIVA, S. O. C.; SILVA, P. L. (org.). **Observatório ILPI. 26 em tempos de pandemia.** Uma articulação em defesa dos direitos das pessoas idosas. Curitiba: CRV, 2021. p. 63-72.

MEDEIROS, C. C. M.; BELO, I.; MENEZES, J. S. L. Grupos de Convivência de Pessoas Idosas: Encontro para superar desafios e propor alternativas. *In:* RABINOVICH, E. P.; BRITO, E, S.; MOREIRA L. V. C.; FERREIRA, M. M. (org.). **Envelhecimento & Intergeracionalidade.** Curitiba: CRV, 2019. p. 163-180. (Coleção Família e Desenvolvimento Humano, v. 2)

NASCIMENTO, D. M. V. do; TAVARES, N. P.; MEDEIROS, C. C. de M. **A vivência de pessoas idosas do Recife em tempos de pandemia Covid-19**: relatório executivo de pesquisa. Recife: EDUFRPE, 2021. 80 p.: il.

OMS. Organização Mundial da Saúde. **Guia global**: cidade amiga do idoso. OMS, 2008. Disponível em http://www.mds.gov.br/webarquivos/arquivo/Brasil_Amigo_Pessoa_Idosa/publicacao/guia-global-oms.pdf, Acesso em: dez. 2020.

RECIFE. DPI. Secretaria de Desenvolvimento Social e Direitos Humanos. **Sistematização da IV Conferência Municipal da Pessoa Idosa**. 4. ed. Recife, 2015b. 15 p.

RECIFE. GPI. Secretaria de Direitos Humanos e Segurança Cidadã. **Relatório da 1ª CMDDPIR**: Relatório. Recife: GPI, 2006. 42 p.

RECIFE. GPI. Secretaria de Direitos Humanos e Segurança Cidadã. **2ª CMDDPIR**: Resoluções Temáticas e Ações Prioritárias. 2. ed. Recife, 2008. p. 32.

RECIFE. GPI. Secretaria de Direitos Humanos e Segurança Cidadã. **3ª CMDDPIR**: Documento Plenária Final. 3. ed. Recife, 2011. 8 p.

RECIFE. Lei Municipal nº 16.293 de 03 de fevereiro de 1997. Dispõe sobre as regiões político-administrativas do município do Recife e dá outras providências. **Sistema Leis Municipais**. 1997. Disponível em https://cm-recife.jusbrasil.com.br/legislacao/266206/lei-16293-97. Acesso em: 08 jan. 2022.

RECIFE. Lei Municipal nº 17.310 de 28 de março de 2007. Dispõe sobre o Conselho Municipal de Defesa dos Direitos da Pessoa Idosa – COMDIR. **Sistema Leis Municipais**. 2007. Disponível em: http://leismunicipa.is/ksbho. Acesso em: 08 jan. 2022.

RECIFE. Lei Nº 17.030 de 22 de setembro de 2004. Dispõe sobre a Política de Atendimento ao Idoso no Município de Recife. **Sistema Leis Municipais**. 2004. Disponível em: http://Lei 17030/04 | Lei nº 17030 de 22 de setembro de 2004, Câmara Municipal de Recife (jusbrasil.com.br). Acesso em: 08 jan. 2022.

RECIFE. Lei nº 18.173, de 21 de outubro de 2015. Institui o Fundo Municipal dos Direitos da Pessoa Idosa. Regulamentada pelo Decreto nº 29.571/2016. **Sistema Leis Municipais**. 2015a. Disponível em: http://leismunicipa.is/fduqk. Acesso em: 08 jan. 2022.

WICHMANN, F. M. A. *et al.* Grupos de convivência como suporte ao idoso na melhoria da saúde. **Rev. Bras. Geriatr. Gerontol.** [online]. 2013, v. 16, n. 4, p. 821-832. ISSN 1809-9823. Disponível em: http://dx.doi.org/10.1590/S1809-98232013000400016. Acesso em: 10 jul. 2018.

REPERCUSSÕES NA FAMÍLIA DE BAIXA RENDA DIANTE DO DIAGNÓSTICO DE ALZHEIMER NA PERSPECTIVA DO (A) CUIDADOR (A) INFORMAL[4]

Maria Christiane dos Santos Cerentini
Cristina Maria de Souza Brito Dias

Introdução

O crescimento rápido da população idosa é considerado um fenômeno mundial. Essa situação decorre do aumento da expectativa de vida. O Brasil, país em desenvolvimento, segue a mesma tendência. Mas, o envelhecimento ocorre em um panorama de desigualdades sociais, economia frágil, com precário acesso aos serviços de apoio especializado e reduzidos recursos financeiros.

Pessoas que vivem em situação socioeconômica precária estão mais expostas ao risco de adoecer e morrer, quadro este que se intensifica nas populações vulneráveis, como é o caso dos idosos (SANTOS; PAVARINI; BRITO, 2010), muito embora, envelhecer não significa, necessariamente, adoecer (MIRANDA; MENDES; SILVA, 2016).

No caso de adoecimento do idoso, ocorre uma necessidade de cuidados, que são prioritariamente prestados pela família, e na falta desta, pela sociedade, porque muitos indivíduos se tornam dependentes e sem condições de se cuidarem. À medida que a longevidade aumenta, é mais comum ocorrerem as limitações e doenças, dentre elas as demências, sobretudo a doença de Alzheimer, que corresponde em torno de 60% dos casos. Hoje ela é amplamente reconhecida como uma das mais significativas crises de saúde do século XXI (ABRAZ, 2019).

Nesta pesquisa, portanto, pretende-se compreender as repercussões na família de baixa renda diante do diagnóstico da Doença de Alzheimer (DA) na perspectiva do (a) cuidador (a) informal. Especificamente pretendemos entender as possíveis mudanças e reações ocorridas no âmbito familiar diante do diagnóstico de DA; analisar as atribuições de cada membro à necessidade

---

[4] Este capítulo é um recorte da dissertação de mestrado defendida recentemente pela primeira autora intitulado "Repercussões na família de baixa renda diante do diagnóstico de Alzheimer na perspectiva do cuidador (a) informal" (CERENTINI, 2021).

de cuidados constantes ao paciente com DA; identificar os sentimentos e as necessidades vivenciados pelo familiar cuidador durante o acompanhamento a esse idoso (a).

Doença de Alzheimer: um breve olhar

A Associação Brasileira de Alzheimer (2019) destaca que a doença de Alzheimer (DA) é uma enfermidade incurável que se agrava ao longo do tempo. Quando diagnosticada no início, é possível retardar o seu avanço e ter mais controle sobre os sintomas, garantindo maior qualidade de vida ao paciente e à família. Quase todas as pessoas acometidas são idosas.

Para o Ministério da Saúde (BRASIL, 2017), o objetivo do tratamento é minimizar a evolução dos sintomas e preservar por maior tempo possível as funções intelectuais da pessoa. Os melhores resultados são obtidos quando o tratamento é iniciado nas fases mais precoces da doença.

"O primeiro passo para a efetuação do diagnóstico consiste na caracterização detalhada da história clínica" (STELLA; RODANIVIC; FORLENZA, 2015, p. 162). Paralelo a isso são necessárias a neuroimagem e as ferramentas de avaliação neuropsicológica como, por exemplo, o teste "Miniexame do Estado Mental."

Uma vez que a doença é diagnosticada, o tratamento farmacológico é iniciado na tentativa de melhorar seus sinais e sintomas (ABRAZ, 2020). Somado a isso, é necessário o tratamento não farmacológico, uma vez que a DA acarreta alterações de humor, dificuldade no desempenho das atividades da vida diária, perda de autonomia e independência, distúrbios comportamentais (CARVALHO; MAGALHÃES; PEDROSO, 2016). Estão envolvidos na equipe: médico, o fisioterapeuta, terapeuta ocupacional, nutricionista, enfermeiro, assistente social, musicoterapeuta, odontogeriatra, educador físico, advogado, fonoaudiólogos, práticas integrativas, psicólogo e o cuidador como observador e parceiro desses profissionais na vigilância continuada (BORGES, 2020).

É importante ressaltar que, após o diagnóstico, é necessário o apoio dos familiares no que se refere aos cuidados e acompanhamento do tratamento.

Os cuidadores de idosos com Alzheimer

Nascimento (2011) profere que cerca de 80% dos cuidadores de pacientes com DA são familiares. Conforme Lopera *et al.* (2012), o baixo nível socioeconômico somado a outros fatores de renda como, por exemplo, o desemprego, fazem com que o cuidado aos idosos seja realizado de maneira informal.

Para o Ministério da Saúde (BRASIL, 2012), o cuidador informal é um membro da família, ou da comunidade, que presta qualquer tipo de cuidado às pessoas dependentes, de forma não remunerada.

A pessoa que cuida de um paciente crônico é peça fundamental no processo da doença, pois oferece ao paciente mais que um cuidar prático, mas também um cuidar emocional que envolve afeto, atenção, carinho, apoio aos sentimentos do outro (GUIMARÃES; LIPP, 2012), muito embora se percebam também atitudes individualistas. Rocha et al. (2019) salientam que a insuficiência familiar é caracterizada como o processo no qual ocorre uma ineficiência, ou até mesmo ausência, na interação entre a família, parentes, amigos e vizinhos, no que se refere aos cuidados.

Diante do diagnóstico e, em todo processo da DA, mudanças psicossociais ocorrem na vida do familiar (NEUMANN; DIAS, 2013). Cuidar é uma tarefa complexa que exige preparo adequado para lidar com o paciente com DA, desde os primeiros sintomas. O cuidador precisa ajudar nas tarefas da vida diária; conhecer a enfermidade, e manter-se informado sobre a doença. Segundo Wanderley (2015), sempre há a necessidade de gastos para melhor tratamento, porque a doença é progressiva e exige mais atenção à saúde. A questão financeira é importante, pois pode ser determinante para que o (a) idoso(a) consiga viver bem (LIRA et al., 2014).

Percebe-se com a longevidade, que a relação entre avós e netos se tornou mais evidente. Muitas vezes, devido às demandas do trabalho ou problemas financeiros dos pais, os netos são convocados também a cuidar dos avós. Esta interação pode proporcionar uma convivência caracterizada por afeto e ajuda mútua, embora possa ser permeada também por tensões e conflitos. Nessa realidade emergente, percebe-se a inversão de papéis. Os netos, agora, com o passar do tempo, cuidam dos avós diante da perda das capacidades e da independência que estes apresentam.

Sob outra perspectiva, observa-se um aumento de cuidadores de idosos com Alzheimer aos 60 anos ou mais. Isso pode ser explicado pelo fato que a maioria das pessoas nessa idade estão aposentadas, o que lhes permite ficar ao lado do doente com demência (YADIRA et al., 2019).

Em qualquer idade, assumir o papel de cuidador de idoso (a) dependente, durante longo período de tempo, é considerado um evento estressante (ALVES et al., 2018), podendo chegar a uma sobrecarga ao longo das fases da DA, principalmente na fase mais avançada, devido à total dependência.

Para Gutierrez et al. (2020), o cuidador informal pode experimentar vários sentimentos e emoções, muitas vezes contraditórios e ambíguos podendo chegar à sobrecarga devido ao alto nível de estresse. Cada pessoa apresenta seus limites para suportar a sobrecarga. Há evidências de que elevados níveis de estresse estão relacionados com as inadequadas formas de enfrentamento, determinados por diferenças individuais (SOMMERHALDER, 2001).

Segundo Córdoba, Latorre e Aparicio (2014), não existem muitas evidências sobre estudos ligados ao nível socioeconômico e sobrecarga, uma vez que os estudos não são representativos para que se estabeleça essa relação, indicando que podem ocorrer outros fatores determinantes para a presença ou ausência de sobrecarga. Outras variáveis devem ser exploradas, principalmente de cunho pessoal, como estilos de enfrentamento, resiliência e aspectos sociais, como o apoio que recebem da família e amigos.

É importante ser um cuidador eficaz e, ao mesmo tempo, cuidar de si mesmo. Isso requer algumas habilidades que se adquire com a experiência do cuidar ou com as orientações dos profissionais de saúde para um adequado manejo com a pessoa com Alzheimer, visto que a DA evolui progressivamente, podendo apresentar diferenças no comportamento e/ou personalidade (SANTOS, 2017). Mesmo que seja importante estar ciente do manejo mais adequado, é necessário o cuidador organizar seu próprio período de descanso.

Diante de tantos desafios, os cuidadores apropriam-se de estratégias que os deixam mais fortalecidos durante o período em que estão cuidando. Para Gaioli, Furegato e Santos (2012), apesar dos problemas e dificuldades enfrentados na tarefa do cuidar, existe a possibilidade de resultados emocionais positivos para esses cuidadores, os quais podem estar associados a uma maior ou menor resiliência.

Destarte, a literatura diverge quanto aos ônus e bônus da tarefa do cuidar e sua repercussão na saúde (ALVES *et al.*, 2018). Autores afirmam que a incapacidade de lidar com esta situação do cuidado afeta as relações familiares, podendo exacerbar as dificuldades de relacionamento na família. Em contrapartida, outros autores fazem referência a alguns ganhos pessoais como amadurecimento, empatia, controle emocional, sentir-se útil, retribuição, entre outros.

Caminho percorrido na pesquisa

A pesquisa é de natureza qualitativa. Participaram sete pessoas de ambos os sexos (seis mulheres e um homem), na faixa etária entre 25 e 76 anos. Eles foram encontrados a partir de um serviço público que atende pacientes com Alzheimer e convidados a participar da pesquisa. Durante o primeiro contato para agendamento e apresentação da pesquisa, foi percebido, de modo geral, que eles apresentavam boas condições cognitivas para contribuir com a pesquisa, como também afirmaram boa condição de saúde. Todos assinaram um Termo de Consentimento Livre e Esclarecido, e tiveram seus nomes trocados para preservar sua identidade. Devido à pandemia, o preenchimento dos dados sociodemográficos e da entrevista foram realizados por telefone.

Todos pertenciam ao nível socioeconômico baixo, por meio do Critério Econômico Brasil.

É importante salientar que o cenário mundial relativo à epidemia da Covid19 afetou o andamento da pesquisa no que se refere ao trabalho de campo. Por este motivo, o uso da tecnologia foi a medida adotada para esse fim. Levando em conta que os entrevistados eram de baixa renda, foi pensada a possibilidade da realização do questionário sociodemográfico e entrevista por meio do celular convencional. Outras formas de tecnologia que utilizam a internet ficaram inviáveis porque a maioria não tinha acesso. Torrentina (2020) ressalta que os pesquisadores precisam criar estratégias e adaptar ferramentas para a coleta de dados, devido às restrições do isolamento social, criando um ambiente desafiador na condução da pesquisa.

Para Farroq e Villiers (2017), na entrevista por telefone, torna-se necessário estar muito atento à escuta, pois nessa situação não é possível obter dados contextuais. Os participantes foram cientificados sobre a confidencialidade dos dados, anonimato e como deveriam se portar durante a entrevista (lugar tranquilo, sem interferências, sentar-se confortavelmente).

Resultados e discussão

Os cuidadores têm, na maioria, o segundo grau completo, exercem várias profissões e têm filhos. A idade deles variou entre 25 (neta) a 76 anos, sendo a maioria filhos, havendo uma esposa e uma neta. Todos residem com o(a) idoso (a) e são os cuidadores primários, embora alguns contem com o apoio de outros familiares, e pertencem à camada social de baixa renda.

De acordo com a análise de conteúdo proposta por Minayo (2014), foram destacadas três categorias decorrentes das falas das (os) entrevistadas (os).

a) **Mudanças e reações ocorridas diante do diagnóstico**

A maioria das (os) entrevistadas (os) relatou: medo, ansiedade, tristeza, sofrimento e nervosismo ao saber que o familiar estava com DA. Trata-se de sentimentos que podem continuar durante todo o tempo destinado aos cuidados. Uma delas percebeu que isso aconteceu também com os demais familiares.

> *As minhas irmãs não esperavam isso, ficaram descontroladas. Iam atrás de médicos pra tudo ficar no seu lugar. Hoje estão mais calmas* (Carla, filha).

O desconhecimento sobre a doença, aos primeiros sinais e sintomas, antes do diagnóstico, geralmente causa angústia, medo, insegurança, desamparo, uma vez que acarretam uma expectativa da confirmação de que se trata de uma doença grave. Esses sentimentos são reafirmados com a confirmação do diagnóstico.

Por outro lado, aspectos individuais da personalidade também favorecem uma melhor adaptação ao enfrentamento da situação. Para Córdoba, Latorre e Aparicio (2014), as variáveis devem ser exploradas, principalmente as de cunho pessoal.

> *Eu sempre fui caseira. Eu não senti diferença não. Quem é acostumado saindo, se divertindo, aí vai sentir [...]. Essa pandemia pra mim, eu não senti diferença, porque não vivo na rua, vivo em casa. Saio só pra o necessário* (Ana, filha).

É interessante pontuar que existiram também famílias resilientes. Duas entrevistadas, irmãs, afirmaram sobre as angústias ao saber sobre o diagnóstico da mãe, mas, ao longo do tempo, conseguiram juntas superar esse momento por meio do apoio mútuo entre os familiares. Isso foi demonstrado a partir de um processo interacional que se desenvolveu nesse grupo familiar.

Para Walsh (2016), a família, como unidade funcional, favorece o fortalecimento de um membro doente e da família, passando por período de crise, desorganização e, posteriormente, de reorganização familiar. Essas famílias veem possibilidades, consideram seus recursos potenciais e se esforçam para superar os obstáculos.

> *Graças a Deus somos irmãos que amamos nossa mãe, nosso pai, e que a gente se apoia uns aos outros* (Luana, filha).

b)   Atribuições dos membros da família

Há redes de relações, familiares ou comunitárias, que muito têm contribuído para ajudar o cuidador principal como, por exemplo: ficar no lugar do cuidador quando este precisa se ausentar da casa, trocar fralda, contribuição financeira, entre outras.

> *Meu filho me ajuda. [...] Eu tenho aqui alguns vizinhos que já me prestaram socorro [...] E tem pessoas que diz: "Dona Ísis quando a senhora precisar qualquer coisa é só avisar"* (Isis, esposa).

Para Yadira et al. (2019), quando o cuidado é compartilhado com outros membros da família ou outras pessoas, vizinho ou alguém da comunidade, é possível construir uma rede de apoio que permite aliviar a sobrecarga, ansiedade e depressão por parte do cuidador.

Há famílias em que a prestação dos cuidados não é dividida igualmente entre seus membros, mas existe um cuidador principal sobre quem recai a maior responsabilidade dos cuidados.

> *Mãe faz xixi duas vezes por noite. Ela não aceita calça geriátrica. [..] Aí eu tenho que ficar de olho nisso. Aos poucos está afetando minha mente. [...] Tem vez que acordo e não consigo mais dormir [...] Aí está me afetando. [...] Tô me estressando* (Rodrigo, filho).

Para Gutierrez *et al.* (2020), o cuidador informal pode experimentar vários sentimentos e emoções, muitas vezes contraditórios e ambíguos. Este passa a vivenciar mudanças em sua rotina social, financeira, emocional e familiar.

> *É... mentalmente preocupações, eu não relaxo, não durmo direito, no sentido de cuidar. Tenho medo. Meu medo é do... mais pra frente ver... como eu cheguei ver o caso da minha sogra no estado vegetativo, é... de cama, sem falar, sem andar* (Carolina, filha).

Diante do diagnóstico de DA, mudanças psicossociais ocorrem na vida do familiar que assume o papel de cuidador como, por exemplo, vigilância constante para o paciente não sair de casa e não saber voltar (NEUMANN; DIAS, 2013). Isto pode ser observado no seguinte trecho:

> *A carga pesada sempre sou eu. Agora ele (filho) ajuda a lavar a louça, enxuga e bota a mesa. Eu não tenho condições de manter uma pessoa comigo. [...] Eu sempre ando com a chave presa no sutiã [...] Ele pode encontrar em outro canto. [...] eu posso guardar em um canto e também não conseguir me lembrar, ter dificuldade não, é? Então mantenho sempre comigo. Ele pede muita atenção da gente, muita, muita, mesmo* (Ísis, esposa).

Vale salientar que Ísis é cuidadora mais velha dos participantes, é idosa e está cuidando do marido com DA. Durante a entrevista, foi possível perceber as falhas de memória e o constante estado de vigilância em que se encontra para que o esposo não fuja de casa, a ponto de trazer a chave escondida no sutiã.

c) **Necessidades sentidas pelo cuidador em relação à pessoa cuidada**

As (os) participantes reconheceram que uma melhor condição financeira poderia favorecer maior qualidade de vida para o (a) idoso (a), assim como para a (o) cuidadora (o) como, por exemplo: pagar um cuidador de idosos para dividir suas atividades diárias, pagar transporte para o (a) idoso (a) não se locomover de ônibus, entre outros.

Para Wanderley (2015), a questão financeira pode ser determinante para que o (a) idoso (a) consiga viver bem, não só diante de suas necessidades do dia a dia, mas também diante de uma enfermidade progressiva, pois a família poderá precisar pagar medicamento, cuidador, tratamentos especializados, entre outros. O relato abaixo exemplifica o que foi dito:

> *Cada ano que passa, dependendo das condições econômicas das pessoas, é... pode ser assim, prolongamento de vida muito grande. A situação econômica pesa muito* (Isis, esposa).

Por outro lado, observa-se com mais frequência a fragilização do suporte familiar, tanto emocional quanto de ajuda nas atividades diárias. Em muitas famílias, faltam apoio e acolhimento para o ente necessitado de ajuda. Rocha *et al.* (2019) salientam que a insuficiência familiar é caracterizada pela ausência, na interação entre a família, parentes, amigos e vizinhos, no que se refere aos aspectos econômicos, funcionais, biológicos e físicos, em relação aos cuidados dos idosos frágeis.

> *Meu irmão mais novo tem 51 anos, é usuário de drogas. [...] meu irmão mais velho vem de dois em dois meses. No começo, ele ajudava, agora nem vem mais. [...] Ele correu e me deixou sozinho no barco [...]* (Rodrigo, filho).

Todos os idosos foram afetados em sua saúde devido ao isolamento social, necessário no momento da pandemia. Mok *et al.* (2020) ressaltaram que, além do isolamento social, as atividades para as pessoas com demência como, por exemplo, exercício ao ar livre, foram suspensas ou reduzidas durante a pandemia, o que pode ter contribuído com a piora nas condições cognitivas, comportamentais e físicas. Acrescento também a suspensão das consultas médicas por um determinado período. Conforme relato:

> *É só a doença piorando, que é progressiva. Dificuldade é essa, que um dia eu sei que ela vai piorar mais. [...] Ela está muito tristinha, sem sair, com essa pandemia, foi horrível. Ela ficou meio morgada* (Rodrigo, filho).

Uma participante comentou que a necessidade é de saber lidar melhor com a avó, só aprende na medida em que cuida. Para Santos, Souza e Dourado (2011), é comum o desconhecimento de como lidar adequadamente com o idoso com demência, surgindo a necessidade de orientação. A informação durante o período em que estão cuidando os deixa mais seguros e fortalecidos para o melhor manejo da situação.

> *Às vezes, é difícil lidar no dia a dia, quando ela está muito agitada [...]. Então, a gente percebeu que se a gente entrasse na conversa dela, ela se acalmava mais. Mas essa percepção foi no dia a dia. A necessidade é saber lidar com essa situação* (Rosa, neta).

Considerações finais

A pessoa com Alzheimer, por enfrentar uma enfermidade progressiva que causa dependência, necessita de cuidados especiais. Todos os membros da família são afetados pela doença, conforme preconiza a Teoria Sistêmica que percebe a inter-relação existente entre os indivíduos que compõem o sistema, seja ele escola, empresa, hospital ou família.

Apesar das queixas de sobrecarga, cansaço e preocupações que os cuidadores demonstraram, ficaram evidentes o carinho e a dedicação com que eles se dispõem a cuidar, em que pesem as carências financeiras, de orientação quanto à doença e de apoio psicológico. Os cuidadores demonstraram criatividade ao procurar acompanhar o (a) doente adaptando-se ao seu estágio atual e aos seus desejos.

Vale ressaltar que há a necessidade de um olhar com mais atenção, pelos gestores públicos, para as pessoas que executam o cuidado e não apenas ao idoso dependente. Os cuidadores precisam ser orientados sobre os cuidados nas diversas etapas da doença de Alzheimer, como também desenvolver mecanismos de suporte, no que se refere à ajuda nas atividades diárias e encaminhamentos do cuidador, e/ou a família, para o serviço de apoio psicossocial.

Este estudo apresenta limitações no que se refere à pequena amostra pesquisada especialmente no que se refere ao sexo masculino. Portanto, sugere-se que novas investigações sejam realizadas com esse público, de diferentes níveis sociais.

REFERÊNCIAS

ALVES, E. V. C.; FLECH, L. D.; CACHIONI, M.; NERY, A. L.; BATISTINI, S. S. T. A dupla vulnerabilidade de idosos cuidadores: multimorbidade e sobrecarga percebida e suas associações com fragilidade. **Revista Brasileira de Geriatria e Gerontologia**: Rio de Janeiro, v. 21, n. 3, p. 312-321, 2018.

ASSOCIAÇÃO BRASILEIRA DE ALZHEIMER. **O que é o Alzheimer?** 2019. Disponível em: https://abraz.org.br/2020/sobre-alzheimer/o-que-e-alzheimer-2.

ASSOCIAÇÃO PORTUGUESA DE FAMILIARES E AMIGOS DOS DOENTES DE ALZHEIMER. **O que é o Alzheimer?** Disponível em: https://alzheimerportugal.org/pt/text-0-9-32-18-o-que-e-a-demência, 2020.

BORGES, C. N. Alzheimer e a equipe multidisciplinar. 2020. Disponível em: https://abraz.org.br/2020/2020/05/29/alzheimer-e-a-equipe-multidisciplinar.

BRASIL. Ministério da Saúde (MS). **Portaria n. 28, de novembro de 2017.** Aprova o protocolo clínico e diretrizes terapêuticas da Doença de Alzheimer., 2017. Disponível em: https://www.saude.gov.br/images/pdf/2017/dezembro/08/465660-17-10-MINUTA-de-Portaria-Conjunta-PCDT-Alzheimer-27-11-2017---COMPLETA.pdf.

BRASIL. Ministério da Saúde (MS). Melhor em casa: a segurança do hospital no conforto do seu lar. **Caderno de atenção domiciliar**, Brasília, v. 1, p. 2-12, 2012.

CARVALHO, P. D.; MAGALHÃES, C. M. C.; PEDROSO, J. S. Tratamento não farmacológico que melhoram a qualidade de vida de idosos com doença de Alzheimer's: uma revisão sistemática. **Jornal Brasileiro de Psiquiatria**, v. 65, n. 4, p. 334-339, 2016.

CERENTINI, M. C. S.; DIAS, C. S. B. **Repercussões na família de baixa renda diante do diagnóstico de Alzheimer na perspectiva do cuidador (a) informal.** Dissertação, Programa de Pós-graduação em Psicologia Clínica, Universidade Católica de Pernambuco, Recife, Brasil, 2021.

CÓRDOBA, A. M. C.; LATORRE, F. J. G.; APARICIO, M. J. G. Relación entre estrato económico y sobrecarga en cuidadores de pacientes con Alzheimer. **Virtual** Universid Católica del Norte, México, v. 42, p. 127-137, 2014.

FARROQ, M. B.; DE VILLIERS, C. Telephonic qualitative research inter views, when to consider them and how to do them. **Meditari Accountancy Research,** v. 25, n. 2, p. 291-316, 2017.

GAIOLI, C. C. L. O.; FUREGATO, A. R. F.; SANTOS J. L F. Perfil de cuidadores de idosos com Doença de Alzheimer associado à resiliência. **Texto & Contexto- Enfermagem**: Florianópolis, v. 21, n. 1, p. 150-157, 2012.

GUIMARÃES, C. A.; LIPPE, M. E. N. Os possíveis porquês do cuidar. **Sociedade Brasileira de Psicologia Hospitalar**: Rio de Janeiro, v. 15, n. 1, p. 249-263, 2012.

GUTIERREZ, D. M. D.; SOUZA, G. S.; FIGUEIREDO, A. E. B.; RIBEIRO, M. N. S.; DINIZ, C. X.; NOBRE, G. A. S. S. **Vivências subjetivas de familiares que cuidam de idosos dependentes**. 2020. Disponível em: https://doi.org/10.1590/SciELOPreprints. 1258.

LYRA, E. V. V.; LEITE, C. D. S. M.; MENEZES, T. L. M.; ARAÚJO, C. M. T. Conhecimento e intervenção do cuidador na doença de Alzheimer: uma revisão de literatura. **Jornal Brasileiro de Psiquiatria** [*on-line*]: Rio de Janeiro, v. 63, n. 1, p. 48-56. 2014.

LOPERA, J. M. V.; FERNÁNDEZ, D. B.; ARANGO, D. C.; CARDONA, A. S.; MOLINA, J. O. Validación de escalas abreviadas de Zarit pára la medicina de síndrome del cuidador primario del adulto prefeito en Medellín. **Atención Primaria,** Colombia, v. 44, n. 7, p. 411-416, 2012.

MINAYO, M. C. S. **O desafio do conhecimento**: pesquisa qualitativa em saúde. 14. ed. São Paulo: Hucitec, 2014.

MIRANDA, G. M. D.; MENDES, A. da C. G.; SILVA, A. L. A. da. O envelhecimento populacional brasileiro: desafios e consequências sociais atuais e futura. **Revista Brasileira de Geriatria e Gerontologia**, v. 19, n. 3, p. 507-519, 2016.

MOK, V. C. T.; PENDLEBURY, S.; WONG, A.; ALLADI, S.; AU, L.; BATH, P. M.; SCHELTENS, P. Tackling challenges in care of Alzheimer's disease and other dementias amid the COVID-19 pandemic, now and in the future. **Alzheimer's & Dementia**: The Journal of the Alzheimer's Association, v. 16, n. 11, p. 1571-1581, 2020.

NASCIMENTO, F. S. O papel do cuidador familiar na doença de Alzheimer. *In:* LYRA, E.; CARRÉRA, M. (org.). **Doença de Alzheimer**: um olhar sob o enfoque multidisciplinar. Jundiaí: Paco Editorial. 2011. p. 115-140.

NEUMANN, S. M. B.; DIAS, C. M. S. B. Doença de Alzheimer: o que muda na vida do cuidador? **Psicologia e Saúde,** Campo Grande, v. 5, n. 1, p. 10-17, 2013.

ROCHA, R. C. A.; NÓBREGA, I. S.; MOURA, W. A.; NASCIMENTO, G. S.; SOUSA, C. P. C. Impacto da insuficiência familiar no cuidado ao idoso e as contribuições da atenção primária. **VI Congresso Internacional de Envelhecimento Humano**, Campina Grande, Paraíba. 2019.

SANTOS, A. A.; PAVARINI, S. C.; BRITO, T. R. P. Perfil de idosos com alterações cognitivas em diferentes contextos de vulnerabilidade social. **Pesquisa,** v. 14, n. 3, p. 496-503, 2010.

SANTOS, B. R. **A influência do convívio intergeracional no cuidado ao idoso com demência.** Dissertação, Programa de Pós-graduação em Enfermagem, Universidade Federal de São Carlos, São Carlos, Brasil, 2017.

SANTOS, R. Z.; SOUSA, M. F.; DOURADO, M. Intervenções de grupo para sobrecarga de cuidadores de pacientes com demência: uma revisão sistemática. **Revista de Psiquiatria. Clínica.** [*on-line*], v. 38, n. 4, p. 161-167, 2011.

SOMMERHALDER, C. **Significados associados à tarefa de cuidar de idosos de alta dependência no contexto familiar.** Dissertação (Mestrado) – Faculdade de Educação, Universidade Estadual de Campinas, São Paulo, SP, Brasil, 2001.

STELLA, F.; RADANOVIC, M.; FORLENZA, O. V. Comprometimento cognitivo leve. **Rev. Med.**, São Paulo, v. 94, n. 3, p. 162-168, 2015.

TORRENTINA, M. C. On-line data collection as adaptation in conducting quantitative and qualitative recerach during the covid-19 pandemic. **European Journal of Education Studies**, v. 7, n. 11, p. 78-85, 2020.

YADIRA, P. C.; AIDA, A. R. D.; YENNY, E. M.; MABEL, G. P. Cuidado de enfermeira a la família cuidadora del adulto mayor com Alzheimer. In Cuba. **Congreso de la Sociedad Cubana de Enfermería**. 2019. Disponível em: https://scholar.google.com.br/

scholar?hl=pt-BR&as_sdt=0%2C5&q=cuidado+de+enfermer%C3%ADa+a+la+cuidadora+del+adulto+mayor+con+Alzheimer&btnG=.

WALSH, F. Resiliência familiar: resistência formada pela adversidade. *In:* WALSH, F. (org.). **Processos normativos da família:** diversidade e complexidade. 4. ed. São Paulo: Artmed, 2016. p. 399-427.

WANDERLEY, E. M. T. **Idosas que moram sozinhas**: a construção da rede de relacionamento, apoio e cuidado. Dissertação (Mestrado) – Programa de Pós-graduação em Psicologia Clínica, Universidade Católica de Pernambuco, Recife, PE, Brasil, 2015.

JOÃO E MARIA:
narrativas de sobreviventes da COVID-19

Flavia Guimarães Simões Santos
Eliana Sales Brito
Marilaine M. Menezes Ferreira
Elaine Pedreira Rabinovich

Introdução

Em dezembro de 2019 começaram a surgir casos de pneumonia em Wuhan, China. A investigação promovida pelas autoridades de saúde constatou tratar-se de um surto de doenças infecciosas, cujo agente etiológico foi identificado quase um mês depois como o vírus SARS-CoV-2 ou Coronavírus, causador do COVID-19. Em janeiro, o vírus já havia se espalhado em nove países, com 830 casos diagnosticados, o que fez a Organização Mundial da Saúde (OMS) declarar o Coronavírus uma emergência internacional. Imediatamente, o Governo Federal publicou a Portaria Nº 188, de 03/02/20, declarando um estado de Emergência Nacional em Saúde Pública (BRASIL, 2020). Em março, com o avanço da epidemia, a OMS decretou o surto de Coronavírus uma pandemia e os países começaram a adotar medidas de quarentena e isolamento social (KAMPS; HOFFMANN, 2020).

O início da pandemia foi marcado por medo, muitas incertezas e a adoção de medidas preventivas que alteraram o cotidiano de todas as pessoas. Uso de máscaras, álcool gel, higienização de compras passaram a fazer parte da rotina das famílias. O distanciamento social foi uma das principais medidas recomendadas pela OMS (OPAS/OMS, 2020), que, embora necessária, trouxe impactos de diversas naturezas e em várias áreas da vida: na saúde, no trabalho, no estudo, no lazer, na rotina da vida em família e em comunidade (DEBERT; FELIX, 2020).

O Coronavírus acomete os indivíduos de diferentes maneiras e pode se manifestar na forma leve à grave. Pessoas com doenças preexistentes e com comorbidades são mais susceptíveis à doença e os idosos passaram a ser considerados grupo de risco (KAMPS; HOFFMANN, 2020; OPAS/OMS, 2020).

De uma certa forma, a pandemia veio trazer à tona a discussão acerca do envelhecimento, acentuando a representação social do idoso como alguém frágil e menos capaz. De uma hora para outra, a ideia da "velhice ativa" como indicador de qualidade de vida, disposição e saúde foi substituída pela percepção da velhice como fragilidade. Britto da Motta (2020) considera que os males em relação aos idosos antecedem a pandemia, mas, com ela, se agravaram. São reeditados, então, todos os preconceitos, os medos, a concorrência entre as idades.

Outra questão importante que merece uma reflexão diz respeito à vinculação dos idosos como grupo de risco e a orientação de que devem permanecer confinados em suas casas, sem considerar a heterogeneidade entre o grupo populacional de idosos. Como pontua Britto da Mota (2020), é-se idoso aos 60, mas também aos 100 e mais anos, enfatizando que boa parte dos idosos é saudável e não precisa de cuidadores. São indivíduos que, na pandemia, obrigados a ficar em casa, estão sofrendo com mais intensidade os efeitos do isolamento, com o surgimento de ansiedade e/ou depressão e, sentindo-se, pela primeira vez, realmente velhos.

A exposição midiática quase ininterrupta do assunto com a atualização diária do aumento exponencial do número de casos e de mortes por COVID-19 no Brasil e no mundo e a insegurança pelo desconhecimento sobre a doença e de uma terapia eficaz aliados à incerteza de se ter uma assistência diante de uma necessidade pela indisponibilidade de uma rede de saúde efetiva contribuíram para disseminar o medo e a instalação de quadros de ansiedade e depressão, conforme constatado por Santana *et al.* (2020).

Os efeitos da pandemia na saúde física e mental tem sido objeto de interesse de muitos pesquisadores e estão documentados como medo intenso, tristeza, estresse, adoecimento mental, cronificação de doenças pré-existentes por falta do acompanhamento regular dos serviços de saúde, conflitos na relação familiar e violência doméstica Os indivíduos estão vivenciando um contexto carregado de emoções negativas em que o medo de contrair ou transmitir o Coronavírus, a experiência da perda de pessoas e a insegurança financeira podem suscitar o desencadeamento de transtornos mentais. Por outro lado, há uma redução nas emoções positivas, como felicidade e satisfação com a vida (SALARI *et al.*, 2020; SANTANA *et al.*, 2020).

Diante deste contexto pandêmico e da observação dos impactos que este cenário tem produzido no cotidiano das pessoas e nas relações familiares, pesquisadores da Linha de Pesquisa Envelhecimento, Contextos Familiares e Sociais, vinculada ao Grupo de Pesquisa Família, Inclusão e Desenvolvimento Humano da Universidade Católica do Salvador, Bahia, se debruçaram sobre esta temática, conduzindo um estudo para compreender a dinâmica das relações familiares antes e no atual momento da pandemia, na perspectiva do idoso e sua família.

Uma parte deste estudo foi realizado com idosos que tiveram COVID-19, atendidos no Ambulatório de Reabilitação do Centro Estadual de Referência de Atenção à Saúde do Idoso (CREASI), que é vinculado à Secretaria da

Saúde do Estado da Bahia (SESAB), protagonistas das reflexões que serão trabalhadas neste capítulo. A partir das suas narrativas, iremos mergulhar no universo de suas percepções sobre a experiência do adoecimento pelo COVID-19, superação, relações familiares e ressignificação.

Percurso metodológico

Trata-se de uma pesquisa exploratória, com abordagem qualitativa do tipo estudo de caso com o objetivo de melhor compreender as crenças, atitudes, valores e motivações, em relação aos comportamentos das pessoas em contextos sociais específicos (GASKELL, 2002).

O caso selecionado para compor este estudo é participante da pesquisa intitulada "O idoso e as relações familiares em tempos de pandemia", que teve como critério de inclusão, idosos com idade igual ou superior a 70 anos, independente de sexo e classe social, com autonomia para tomada de decisão e um familiar que o acompanha ou reside com o mesmo. Foram excluídos os idosos com qualquer limitação significativa que pudesse comprometer a sua participação do estudo. Os idosos estão em acompanhamento em uma unidade ambulatorial de referência em saúde do idoso, realizando a reabilitação funcional pós-COVID com equipe multidisciplinar. A escolha deste caso específico se deu por possibilitar a compreensão da vivência da pandemia em três momentos: a vida do casal antes da pandemia; as mudanças vivenciadas no cotidiano e nas relações familiares e sociais durante a pandemia; o adoecimento por COVID-19 e seus efeitos posteriores.

Foi utilizado um formulário e um roteiro de entrevista com perguntas disparadoras e um questionário para colher os dados sociodemográficos sobre hábitos de vida; família e vida social, e sobre a pandemia. Os depoimentos dos idosos e seus familiares, oriundos das entrevistas, foram gravados e transcritos e, posteriormente, submetidos ao método de análise de narrativas.

As entrevistas foram realizadas após consentimento e concordância em participar na pesquisa, em consultório com privacidade adequada, em atendimentos às normas de Ética em Pesquisa com Seres Humanos. A coleta de dados foi realizada por um dos integrantes da equipe de pesquisadores. O projeto obteve aprovação do CEP da Universidade Católica do Salvador sob número de protocolo 4.638.227.

Relato de caso

Este caso tem como protagonistas um idoso de 73 anos, a quem chamaremos de João e sua companheira Maria. João é motorista de ônibus aposentado, teve 13 filhos no primeiro casamento e 21 netos. Atualmente vive com Maria, que é técnica de enfermagem e atua em hospitais da cidade de Salvador, BA.

Antes da pandemia viajavam muito para visitar familiares no interior da Bahia. Independente, João gostava de jogar dominó com os amigos do bairro e cuidar dos passarinhos que mantém na laje da sua casa. Vinha enfrentando momentos difíceis com a perda de dois filhos de forma violenta e com o adoecimento por câncer de próstata. Essas circunstâncias o fizeram procurar apoio na religião, passando a frequentar uma igreja evangélica regularmente.

A relação de João com os filhos é considerada por ele e por Maria como boa, apesar de não terem uma convivência próxima.

A COVID e as transformações do cotidiano

Antes da pandemia, João ocupava seu tempo assistindo televisão, ouvindo música e, no fim da tarde, saía para jogar dominó. Deixou de ir à Igreja e adotou o hábito de usar máscaras o tempo todo em casa.

> Porque eu ainda fico cismado que ela pode vir no vento e me pegar (João).

Maria conta que a sua rotina foi transformada de muitas maneiras durante a pandemia. Como trabalha na área da saúde, adotou regras de cuidados ao chegar em casa, como tirar toda a roupa, sapatos e bolsa, antes de entrar na sua residência e embalar tudo em sacos plásticos. O casal passou a dormir em quartos separados. Maria realizava as compras da mãe idosa e do irmão, depositando-as na porta da sua casa. Deixou de visitá-los pelo medo de ser responsável por contaminar as pessoas da sua família. Já João, passou a ficar mais tempo em casa, abandonou as viagens ao interior e deixou de receber visita de parentes.

> A gente se trancou um com o outro na vida né? (Maria).

O adoecimento por COVID-19: medo da morte e ressignificação da vida

No mês de maio de 2021, João foi tomar a segunda dose da vacina contra a COVID-19 em um posto de saúde. Neste mesmo dia encontrou uma das suas netas no intuito de comprar um aparelho celular. Depois, seguiu para renovar a carteira de motorista. Maria acredita que João se contaminou neste dia. Ao mesmo tempo, se questiona se não teria sido ela que o contaminou, no entanto, refuta essa ideia, pois sua mãe de 91 anos não adoeceu. Lembra que notou que a neta de João apresentava sintomas gripais no dia que saíram juntos.

João escondeu a ocorrência dos primeiros sintomas de Maria e se automedicou. Dias depois, com muito medo de morrer, a orientou sobre como utilizar seu dinheiro para fazer seu enterro. Já estava muito cansado e sem forças até para caminhar. Maria o levou a uma unidade de emergência, que o transferiu para um hospital, onde inicialmente foi internado em UTI e depois, numa enfermaria.

Sobre as suas vivências subjetivas em relação ao período de internamento, João conta:

> Tenho medo de ter novamente o COVID. Eu vi a morte nos olhos, doutora. Vi a morte nos olhos. Tinha dias que eu... eu pensava que não via mais meus filhos, nem mulher, nem ninguém (João).

Maria revela que o período do internamento foi marcado por culpa, por não ter percebido os sintomas do companheiro mais cedo. As notícias eram dadas por telefone pela equipe da instituição, mas ela não considerava ser suficiente e se dirigia ao hospital, mesmo sem poder entrar. A narrativa da esposa denota a sua preocupação de acompanhar mais de perto a evolução do quadro assim como o medo de perdê-lo.

> A minha empresa brigava comigo porque eu, constantemente, eu estava saindo para tomar informação dele porque os médicos deram informações do COVID por telefone. Mas eu não me conformava, eu tinha que ir no lugar que ele estava internado (Maria).

Maria e João relatam um episódio ligado à manifestação de fé. Contam que um dia Maria foi alimentar os passarinhos de João e viu dentro da gaiola do cardeal um outro pássaro verde. Conta que o cardeal não divide a gaiola com nenhum outro pássaro. Maria estava muito emocionada neste dia, rezando pela melhora do marido. João considera que o pássaro verde veio como uma mensagem de que ele voltaria para casa.

> Porque eu tava chorando. Eu achei que o passarinho veio me dizer que ele ia voltar para casa. Como de fato ele voltou (Maria).

No momento da entrevista, João está em acompanhamento ambulatorial, realizando a reabilitação funcional pós-COVID com médico, fisioterapeuta, terapeuta ocupacional e psicólogo. Maria comenta as mudanças trazidas pelo adoecimento.

> Ele era muito independente. Alegre, satisfeito. Viajava para o interior. Ele era uma pessoa alegre e ele não é mais alegre. Isso me afeta também.

> Porque você convive com a pessoa que você conhece, depois você ver que tá murchando, murchando.... Tem hora que eu tenho que sacudir ele, dar uma sacudidela de palavras nele para ele vim (Maria).

João igualmente percebe mudanças em si e na sua autoestima e confiança.

> Hoje eu me sinto um homem triste por não ter a nem a coragem de ir para o interior para fazer uma visita para os meus parentes. Que todos souberam que eu estava doente. Quando eu chegar, eu sei que não tem aquela confiança, entendeu? Porque eu não transmito a doença para alguém, mas, pode alguém me transmitir para mim, que nem a médica me disse lá no hospital (João).
> Deixa a pessoa sem confiança afastados um do outro e você vai perdendo até as amizades. Quando uma pessoa sabe que tive COVID... mantém distância de mim. Pra mim é uma dor (João).
> Eu me sinto um cara prisioneiro dentro de casa (João).

Quando perguntado sobre os aprendizados da pandemia, revela valorizar ainda mais a companheira. Se reconhece mais emotivo. Relembra lutos anteriores como a perda do pais, avós e filhos. Está entristecido e diz não ser mais a mesma pessoa.

> O que ficou desse período foi, a falta de confiança de não me achar mais no meio das pessoas (João).
> Me sinto uma pessoa assim desanimado. Não com o mundo. Nem com Deus. Nem com as pessoas que precisam. Desanimado pelo que passei e pelo que estou passando (João).

Dentre as lições desse período, Maria relata maior conexão com seus sentimentos. Passou a valorizar a relação com a família e o companheiro. Sente-se mais forte e diz ter percebido como gosta de João.

> Eu me sinto mais forte. Eu já gostava das pessoas. Hoje eu aprendi a gostar muito mais. Principalmente, família e ele. [...] Aí a gente vê como a gente gosta do outro, que, no corre-corre da vida, você não tem tempo de avaliar os seus sentimentos (Maria).

Discussão

As narrativas iniciais da entrevista noticiam de como a pandemia alterou o cotidiano das pessoas, seus hábitos de vida e relações. Segundo Lira *et al.* (2021) as medidas de isolamento social adotadas para conter o avanço da COVID-19 ampliaram a margem para o sofrimento mental, pois modificaram bruscamente a rotina diária da população em diferentes esferas da vida.

Desde que a pandemia foi decretada, a população foi submetida a uma série de elementos estressores. O isolamento, associado ao excesso de informações contraditórias, e a divulgação em tempo real do número de infectados e mortes foram um terreno fértil para a instalação de um cenário de insegurança e de uma "pandemia do medo", que se manifestou em diferentes dimensões: medo de ser contaminado; de adoecer e de morrer; das perdas de um ente querido ou do sofrimento que a doença possa infringir; das perdas financeiras, entre outros (MORETTI; GUEDES-NETA; BATISTA, 2020).

Este estado de espírito comprometeu a saúde mental e bem estar na população, desencadeando transtornos de pânico, ansiedade, estresse e depressão, assim como o enfraquecimento do sistema imunológico e, consequentemente, a intensificação sintomas de transtornos pré-existentes (LAKHAN; AGRAWAL; SHARMA, 2020; ORNELL et al., 2020; QIU et al., 2020; SALARI et al., 2020). O isolamento e a solidão podem conduzir à "desintegração mental, tal e qual a fome física, conduz à morte" diz Erick Fromm (1983, p. 25).

Segundo Sousa et al. (2020), a negação da gravidade da doença e dos seus impactos colabora para ampliar o problema e impedir que o processo avance para o que chamam de segundo ato. O segundo ato seria o momento de uma aproximação do fenômeno gerando novas representações e percepções formuladas em torno destas experiências possibilitando o lidar com os desafios advindos da pandemia.

A pandemia alterou drasticamente a vida social de João e Maria e foi ainda mais intensificada com a experiência do adoecimento por COVID de João. Ele escondeu os sintomas de Maria, só os revelando quando a sua condição de saúde se agravou. Com medo de morrer, deu-lhe instruções para as providências do seu enterro. Após a experiência do internamento, transformou-se em uma pessoa insegura, temerosa e sem alegria viver; percebe-se fragilizado, sem se reconhecer como a mesma pessoa. Tornou-se recluso, como um prisioneiro em sua casa.

Ju et al. (2022) explicam que o estresse extremo vivenciado por pacientes que passaram por uma hospitalização por COVID-19 como pode levar ou exacerbar à ansiedade social, que pode ser potencializada frente a uma fragilidade de competências pessoais e sociais e a percepção do estigma social que acompanha o diagnóstico positivo para COVID-19.

O medo de transmitir a doença para outros membros da família, o medo da doença e da morte, a rejeição pelos familiares e a solidão são experiências comumente relatadas nos estudos consultados (JU et al., 2022; SADATI et al., 2022; WAHYUHADI et al., 2022). A contaminação corporifica o medo da doença e da morte e indivíduos infectados vivenciam momentos difíceis, enfrentando o medo, a rejeição, a discriminação e a solidão, em especial daqueles que estão mais próximos, e a privação de seus direitos humanos e sociais.

A estigmatização pode afetar não apenas a saúde mental e o comportamento das pessoas envolvidas, mas produzem modificações na sua forma de ver a vida, a si mesmos e as suas crenças (SADATI *et al.*, 2022). Em sua narrativa, João revela o sentimento profundo de dor causada pela rejeição e isolamento pós-COVID, tornando-o vulnerável à instalação da tristeza e solidão.

Estudos mostram que há uma conexão direta entre espiritualidade e resiliência, com impacto na cura, no bem-estar físico e mental e no enfrentamento de situações adversas. Indivíduos resilientes dispõem de dispositivos e crenças de autoeficácia que atuam como estratégias protetoras diante de experiências ameaçadoras, lhes dando a capacidade de lidar com estados emocionais internos, de suportar e se recuperar rapidamente de circunstâncias difíceis, tais como as vividas na pandemia da COVID-19 (CIRIMELE *et al., 2022).*

Diferente de João, para Maria a experiência de fé a fez encontrar em si mesma uma força, até então desconhecida, que lhe fez ressignificar e valorizar a vida e as relações com a família. A espiritualidade e a religiosidade, ou seja, a relação da pessoa com o sagrado, se constituem estratégias promotoras de estados psicológicos positivos, que atuam como um recurso no enfrentamento das adversidades. É possível que, como profissional da área da saúde, a vivência cotidiana com situações de adoecimento e morte, exacerbada na pandemia, tenha proporcionado maior aprendizado e reflexão positiva sobre o sentido da vida e produzir novos propósitos e prioridades (ZERBETTO *et al.*, 2021).

Considerações finais

A pandemia veio como uma avalanche trazendo um cenário de medo e incertezas a nível mundial. As medidas adotadas para prevenir o contágio como isolamento, quarentena e distanciamento social, suscitaram sentimentos de solidão e sintomas de ansiedade e depressão, e agravaram agravos preexistentes.

Para os idosos, a pandemia descortinou questões relativas ao estereotipo de fragilidade a partir da associação entre velhice e grupo de risco. O medo da contaminação e da morte, a experiência do contágio e da marginalização que o estigma carrega, intensificaram sentimentos do luto em vida trazido pela solidão e reatualizaram os lutos anteriores. O enfrentamento a este momento tão desafiador é influenciado por competências individuais, fatores psicológicos e biológicos, contexto social, da efetividade de uma rede familiar e difere de indivíduo a indivíduo.

A vida habitual do casal foi drasticamente alterada, em especial com a experiência do adoecimento por COVID-19, que trouxe grandes aprendizados, e que cada um respondeu distintamente. Apesar de estar aposentado, João tinha uma rotina que estruturava sua vida. A pandemia e, em especial o contágio do vírus, lhe trouxe o isolamento, a perda da convivência social com amigos e familiares e lhe fez experimentar o vazio da solidão, a fragilidade e a perda da alegria de viver. Maria igualmente vivenciou o medo da morte, o sentimento de culpa e solidão, em meio à sobrecarga de trabalho que pousava sobre ela, se dividindo entre as suas atividades profissionais na área da saúde e o cuidado com o marido, a mãe e o irmão. Encontrou na espiritualidade e nos laços afetivos familiares a força para o enfrentamento e ressignificação dessa adversidade, confirmando o que diz Fromm (1983, p. 26), "o sentimento de comunhão, de pertença e de relacionamento com o outro, qualquer que seja a forma ou qualidade destes vínculos, dá sentido à sua existência e se constituem refúgios contra aquilo que o homem mais teme: o isolamento".

Na análise deste caso destacaram-se as seguintes situações: a) o impacto do estigma na saúde mental de idosos que tiveram o COVID; b) os efeitos da sobrecarga que a mulher assume ao acumular o trabalho remunerado, com os cuidados com familiares e as atividades da casa; c) os efeitos tardios da sobrecarga de trabalho da mulher cuidadora que tem a sua atividade laboral na área da saúde; d) as experiências de superação da pandemia. Estas constatações nos fazem sugerir a necessidade de novas investigações para aprofundar o conhecimento destes temas e seus efeitos a médio e longo prazos.

REFERÊNCIAS

BRASIL. MINISTÉRIO DA SAÚDE. FUNDAÇÃO OSWALDO CRUZ (2020). **Saúde Mental e Atenção Psicossocial na Pandemia COVID-19**. Rio de Janeiro: Fiocruz.

BRITTO DA MOTTA, Alda. Velhos e Velhas em tempos de pandemia. *In:* RABINOVICH, Elaine P.; MIDLEJ, Sumaia P. S. (org.). **Envelhecimento e Velhice em Tempos de Pandemia**. Curitiba: CRV, 2020.

CIRIMELE, Flávia *et al.* Facing the Pandemic in Italy: Personality Profiles and Their Associations With Adaptive and Maladaptive Outcomes. **Front Psychol.**, v. 24, n. 13, fev. 2022.

DEBERT, Guita; FELIX, Jorge. "Grupo de Risco", A Metáfora da Guerra e os Segredos Públicos: Um diálogo sobre o aumento do preconceito aos idosos durante a pandemia de COVID-19. *In:* RABINOVICH, Elaine P.; MIDLEJ, Sumaia P. S. (org.). **Envelhecimento e Velhice em Tempos de Pandemia**. Curitiba: CRV, 2020.

FROMM, Erick. **O medo à liberdade**. Rio de Janeiro: Zahar Editores 14. ed. 1983, 242 p.

GASKELL, George. Entrevistas individuais e grupais. *In:* BAUER, Martin W.; GASKELL, George (org.). **Pesquisa qualitativa com texto, imagem e som**: um manual prático. Tradução de Pedrinho A. Guareschi. Petrópolis: Vozes, 2002. p. 64-89.

JU, Niu *et al.* Hospitalization, interpersonal and personal factors of social anxiety among COVID-19 survivors at the six-month follow-up after hospital treatment: the minority stress model. **Eur J Psichotraumatol.**, v. 13, n. 1, 2022.

KAMPS, Bernard Sebastian; HOFFMANN, Christian. **COVID reference**. Steinhauser Verlag. 4. ed. 2020-6. 300p. Disponível em: https://amedeo.com/CovidReference04.pdf Acesso em: 22 set. 2020.

LAKHAN, Ram; AGRAWAL, Amit;, SHARMA, Manoj. Prevalence of Depression, Anxiety, and Stress during COVID-19 Pandemic. **J Neurosci Rural Pract.**, v. 11, n. 4, p. 519-525, out. 2020.

LIRA, Angélica Vanessa de Andrade Araújo *et al.* Pandemia do coronavírus e impactos na saúde mental: uma revisão integrativa da literatura. **Rev. Psicol., Divers. Saúde**, v. 10, n. 1, p. 168-180, 2021.

MORETTI, Sarah de Andrade; GUEDES-NETA, Maria de Lourdes; BATISTA, Eraldo Carlos. Nossas vidas em meio à pandemia da COVID -19: Incertezas e Medos Sociais **Rev. Enfermagem e Saúde Coletiva**, v. 4, n. 2, p. 32-41, 2020.

ORGANIZAÇÃO PAN-AMERICANA DA SAÚDE (OPAS). ORGANIZAÇÃO MUNDIAL DA SAÚDE (OMS). **Transmissão do SARS--CoV-2**: implicações para as precauções de prevenção de infecção. Resumo Científico. Número de referência: OPAS-W/BRA/COVID-19/20-089, 9 jul. 2020.

ORNELL, Felipe *et al.* "Pandemic fear" and COVID-19: mental health burden and strategies. **Braz J Psychiatry**, v. 42, n. 3, p. 232-5, 2020.

QIU, Jianyun *et al.* A nationwide survey of psychological distress among Chinese people in the COVID-19 epidemic: implications and policy recommendations. **Gen Psychiatr.** v. 33, n. 2, 2020, e100213. doi: 10.1136/gpsych-2020-100213.

SADATI, Ahmad Kalateh *et al.* A qualitative study on stigmatization associated with COVID-19. **Prim. Care Companion CNS Disord**, v. 24, n. 2, 24 mar 2022.

SALARI, Nader *et al.* Prevalence of stress, anxiety, depression among the general population during the COVID-19 pandemic: a systematic review and meta-analysis. **Global Health.**, v. 16, n. 57, 2020.

SANTANA, Viviane Vanessa R. da Silva *et al.* Alterações psicológicas durante o isolamento social na Pandemia de Covid-19: Revisão integrativa. **Revista Família, Ciclo de Vida e Saúde no Contexto Social – REFACS** (online), v. 8, Supl 2, jul./set. 2020.

SOUSA, A, Reis de *et al.* Sentimento e emoções de homens no enquadramento da doença Covid-19. **Rev. Ciênc. saúde coletiva**, v. 25, n. 9, set. 2020. Disponível em: https://doi.org/10.1590/1413-81232020259.18772020.

WAHYUHADI, Joni *et al*. Association of stigma with mental health and quality of life among Indonesian COVID-19 survivors. **PLOS ONE**, v. 17, n. 2, e0264218. 2022.

ZERBETTO, Sônia Regina *et al*. Sentidos de esperança dos profissionais de Enfermagem no contexto da pandemia COVID-19. **REME – Rev. Min. Enferm.**, v. 25, e-1419, 2021.

ENVELHECIMENTO E FINITUDE

Manuela Bastos Alves
Ana Raquel Lima Peralva de Almeida
Rudval Souza da Silva

"Morrer não é um acontecimento; é um fenômeno
a ser compreendido existencialmente".
Martin Heidegger

Introdução

Tomamos como ponto de partida para as reflexões deste capítulo, o entendimento de que não existe um conceito único sobre o termo envelhecimento. Para alguns autores, como Py (2004) e Mucida (2006), começamos a envelhecer desde o momento do nascimento, no entanto, esse processo só começa a se acentuar a partir da terceira década de vida. Para outros, o envelhecimento pode ser definido sob distintos aspectos, que perpassa desde uma perspectiva biológica, social, cronológica, intelectual aos aspectos econômicos e funcionais (ARAÚJO; CARVALHO, 2005; SCHNEIDER; IRIGARAY, 2008). Dito isto, reconhecemos o nosso direcionamento reflexivo para o entendimento de que o envelhecimento é um *continuum* na vida extrauterina, concordando com a primeira acepção.

Do ponto de vista cronológico, o ser velho se caracteriza por aqueles que possuem idade igual ou superior a 60 anos, nos países em desenvolvimento, e 65 anos ou mais para aqueles que residem em países desenvolvidos. No âmbito social e econômico, o indivíduo é classificado como velho, de acordo com o momento histórico-cultural e a partir do período em que deixa de ser produtivo. Já com relação a funcionalidade, torna-se velho a partir do momento em que se passa a necessitar de ajuda para o desempenho das atividades básicas (OLIVEIRA; ANDERSON, 2020).

Se perguntarmos para as pessoas ao nosso redor o que significa envelhecer, grande parte delas responderá que é perder a qualidade de vida e passar a depender dos cuidados de outras pessoas até o dia da sua morte. Para muitos, o envelhecimento está associado à incapacidade, dependência, e morte traduzindo um contexto negativo sobre esse processo.

Não podemos negar que, com o avanço da idade, é natural que o organismo sofra desgastes e os sinais característicos do envelhecimento apareçam, a exemplo da perda da cor dos cabelos, pele enrugada, diminuição da acuidade visual e auditiva, redução da função muscular, cognitiva e da memória.

O processo de envelhecimento, embora seja caracterizado por mudanças contínuas e progressivas, não implica inexoravelmente na degradação rápida e irreversível das capacidades funcionais e cognitivas do indivíduo e, sim, que estas vão sofrendo declínios com o passar dos anos, ocasionando a limitação na funcionalidade dos sistemas. Tais mudanças vão ocorrendo nos sistemas circulatórios, respiratórios, sensoriais, genituriários, neurológicos e musculoesqueléticos. Para além destes, deficiências nutricionais, mudanças endócrinas, falta regular de atividade física e alterações climáticas também podem influenciar na forma como o indivíduo envelhece (OLIVEIRA; ANDERSON, 2020).

Como já dito, embora o envelhecimento traga consigo diminuição da reserva funcional que resulta, ao longo dos anos, em vulnerabilidades e possíveis danos à saúde, é preciso destacar que envelhecer não significa adoecer. Mas, um processo dinâmico e progressivo inerente ao ser humano, o qual varia na forma como se apresenta e, a sua intensidade caminha de acordo com a fisiologia de cada organismo. Não são incomuns indivíduos que chegam aos 85 anos tendo autonomia para tomar decisões sobre sua vida, no que se refere às atividades de autocuidado, administração do seu domicílio, das suas relações sociais e de convívio, ainda que apresente algum grau de limitação, configurando o envelhecimento como um fenômeno positivo.

O processo de envelhecimento positivo pode ser marcado pelos vínculos sociais construídos por toda a história de vida de cada pessoa, além da presença marcante da família com o prestígio de contar com um companheiro ou companheira, filhos e filhas no dia a dia da pessoa idosa (SANTOS; SOUZA, 2015).

Em contrapartida, o alcance da longevidade, para muitas pessoas, vem acompanhado por condições de agudização de doenças crônicas ou o aparecimento destas que levam ao declínio acentuado da capacidade funcional e/ou cognitiva ou ainda fragilidades que podem ocasionar na pessoa idosa a perda da autonomia e/ou dependência para desempenhar atividades cotidianas como o gerenciamento do domicílio e até do autocuidado (CARVALHO; MARTINS, 2016).

O acometimento por doenças crônicas degenerativas e progressivas, a exemplo de doenças oncológicas sem prognóstico de cura e as demências, levam a pessoa idosa a se deparar com uma situação de conviver com uma doença terminal. A progressão dessa faz emergir as vulnerabilidades do corpo humano e as vicissitudes relacionadas ao processo de adoecimento ao passo que vai se perdendo a manutenção do estado de saúde, a vitalidade, a independência, e a autonomia comprometendo a qualidade de vida destas pessoas e levando-as a viverem repletas de condicionamentos (GIACOMIN; MAIO, 2016).

Importante destacar que a longevidade humana passa a ter um sentido quando é vivida com qualidade, especialmente para as pessoas idosas que apresentam doenças crônicas irreversíveis e avançadas. Nesta perspectiva, importa a busca por uma qualidade de vida para a pessoa idosa, em especial aquelas que se encontram com alguma doença que ameace a sua condição de um envelhecimento saudável.

Nesse contexto encontra espaço a abordagem dos Cuidado Paliativos como cuidados ativos e, pautados na integralidade do ser proporcionados as pessoas de todas as idades, que se encontram em condição de sofrimento proveniente de doença severa, especialmente aquelas que estão no final da vida, tendo como cerne, a melhoria da qualidade de vida dos pacientes, de suas famílias e de seus cuidadores (RADBRUCH *et al.*, 2021).

Conforme a idade vai avançando, independente da pessoa estar doente ou não, a morte vai se tornando mais próxima, sendo parte do ciclo natural da vida. Todos nós somos seres finitos, morremos a cada dia e vamos nos deparar com a morte um dia. Na vida das pessoas idosas, a proximidade com a morte se torna cada vez mais presente quando estas já se percebem com limitações, já que sentem no corpo os efeitos dos anos que se passaram, quando apresentam doenças crônicas e à medida que vizinhos, amigos, familiares e outras pessoas do convívio próximo, se vão.

O envelhecimento e a consequente proximidade da morte, muitas vezes impõe a pessoa um processo de morrer solitário. Sobre isso, o livro "A solidão dos Moribundos", do Sociólogo Alemão Norbert Elias, defende a ideia de que o processo de envelhecimento é uma morte gradual, e, por vezes, solitária, visto que algumas pessoas, ao se defrontarem com a proximidade da morte daqueles que estão ao seu redor, acabam se afastando, de maneira que antecipam a separação (ELIAS, 1982).

Por ser um sentimento penoso e angustiante, que leva a um mal-estar onde a pessoa se sente só, a solidão se distingue por ser uma experiência dolorosa espacialmente quando falta suporte de natureza afetiva. Ainda que possam surgir em qualquer grupo etário, os sentimentos de solidão assumem maior relevância entre as pessoas idosas (AZEREDO; AFONSO, 2016).

As mudanças nos arranjos familiares nas últimas décadas, marcadas por famílias unitárias, monoparentais, saída dos filhos para morarem em outros estados ou países, têm aumentado bastante e favorecido a solidão social, caracterizada pela pessoa que se sente só e insatisfeita por não possuir uma rede social a exemplo de amigos, familiares e pessoas conhecidas (POCINHO; FARATE; DIAS, 2010; AZEREDO; AFONSO, 2016).

Para melhorar a qualidade de vida de pessoas que vivenciam a experiência da solidão no envelhecimento, alguns países como Inglaterra e Portugal trazem experiências positivas como a coabitação intergeracional com inquilinos mais jovens, fortalecendo a relação multigeracional jovem/idoso. Esse modelo de habitação ajuda no combate a solidão dos mais velhos, quando estes estabelecem uma relação com pessoas mais jovens que passam a ajudar em pequenas tarefas do dia a dia, além da interação pessoal e as trocas de experiências, culminando com a inserção da pessoa idosa numa sociedade mais ativa (CARDOSO, 2016).

O envelhecimento, o processo de morrer e os cuidados paliativos

O envelhecer e o morrer, embora se constituam em processos naturais e esperados, ainda são percebidos de diferentes formas pelos indivíduos de acordo com a sociedade na qual estejam inseridos e com o tempo vivenciado.

Nos países europeus e naqueles considerados como de Primeiro Mundo, os cenários do envelhecimento, do morrer e da morte se revelam de modos distintos daqueles identificados nas sociedades e culturas tradicionais ou em vias de "modernização", onde é possível identificar maiores contrastes entre as tradições das comunidades locais e os valores e práticas marcados por uma sociedade de rápidas mudanças. Desse modo, envelhecer e morrer numa sociedade marcada pela individualidade, a exemplo da norte-americana torna-se diferente daquelas sociedades cuja configuração coletiva reserva, ainda hoje, um maior espaço para o encontro de sociabilidades dando lugar de destaque para as comunidades ou grupos de referência. Envelhecer e morrer em sociedades cuja dinâmica demográfica as define como mais "velhas" se reveste de uma característica marcada pela institucionalização do "ocultamento", num antagonismo ao perfil dos países da América Latina e do Brasil que são marcados pelo "compartilhamento" numa sociedade de pirâmide etária mais jovem (SANTOS; FARIA; PATIÑO, 2018).

Desse modo, é importante refletir que o pensar sobre a própria finitude e a das pessoas próximas são processos dolorosos que demandam muito mais do que o conhecimento racional sobre o assunto. É necessário buscar compreender as dificuldades sociais, culturais e emocionais envolvidas no processo de morrer e na morte (LEVISKI; LANGARO, 2014; KREUZ; TINOCO, 2016).

A proximidade das pessoas com a morte pode desencadear nelas uma série de comportamentos definido por Elizabeth Kübler-Ross (2000) em cinco momento que podem ocorrem de modo sequencial para algumas pessoas, alternado para outras e muitas podem passar por apenas um ou outro desses estágios, a saber: primeiro ocorre a NEGAÇÃO da morte e o isolamento que geralmente dura um curto período de tempo; em seguida, para alguns podem vivenciar o sentimento de RAIVA, revolta e inveja, por saber que a vida está para ser interrompida; para outros pode passar por um período de tristeza e até DEPRESSÃO, devido a possibilidade da perda da vida e a proximidade da morte; num quarto momento (sabendo que nem sempre se segue essa ordem) pode surgir o momento da BARGANHA, a negociação, muitas vezes com uma divindade, quando a pessoa acredita em milagres, mas o tempo a obriga a aceitar que a morte é um condição real e a partir daí, o indivíduo pode alcançar o estágio da ACEITAÇÃO do seu processo de morrer e a ver a vida que lhe resta com outro olhar, um olhar resiliente. Como já mencionado, cabe ressaltar que esses estágios de comportamentos nem sempre acontecem na ordem descrita, sendo que alguns jamais aceitam a condição de finitude e nem discutir sobre o processo de morrer, enquanto outros o fazem imediatamente.

Entender o significado da morte para si e para os outros pode favorecer o surgimento de uma discussão sobre a temática com o propósito de torná-la o mais natural possível, visto ainda tratar-se de um tabu para a maioria das pessoas (PAULA; SOUZA, 2020). A resistência em discutir sobre a finitude, o processo de morrer e a morte em si pode está diretamente relacionada ao desconforto emocional causado por ter que refletir sobre a própria morte ou a morte de pessoas próximas. Como escrito por Kóvacs (2008, p. 19), "Não há nada como a morte de alguém mais próximo para nos deixar extremamente conscientes da nossa própria mortalidade".

Contudo, desistir de discutir sobre esse processo, que faz parte do ciclo natural da vida, nos leva a renunciar à oportunidade de refletir sobre como poderíamos tornar este momento menos traumático para todos os envolvidos, através da promoção do conforto daquele que está em processo de morrer, preservando a sua dignidade, bem como prestando apoio necessário àqueles que vivenciam o luto antecipatório (LIMA et al., 2017).

O luto pode se dá tanto a partir da morte em si quanto a partir da constatação da existência de uma situação (doença) que ameace a vida e que transforme a finitude em algo material, passível de ser observado, e em iminência de acontecer, e nesse caso, chamamos de luto antecipatório, estando relacionado à ausência daquilo que era cotidiano, relacionado à pessoa que está em processo de morrer. O luto antecipatório poderá ser vivenciado de maneiras distintas, para alguns sendo a oportunidade de finalizar situações incompletas, para outros, podendo ser a base para se manter em negação diante dos fatos (ENINGER; SANTOS; KAYSER, 2021).

Assim, sabendo da importância de discutir sobre o morrer e a morte, bem como entender o processo de luto e até mesmo o luto antecipatório como importantes nesse momento e que também merecem toda atenção, bem como da necessidade de colocar em prática medidas de conforto àqueles que estão vivenciando o processo de morrer, promovendo e/ou preservando a sua dignidade, contexto no qual tem todo o espaço para discutir os cuidados paliativos.

Uma abordagem de cuidados que vem se destacando como prática assistencial que atende a tais necessidades, se estendendo enquanto cuidado para todos aqueles que estão vivenciando o processo de morrer e de seus familiares, entendendo a importância das dimensões biológica, emocional, social, espiritual e cultural no contexto de vida, saúde, doença, terminalidade e luto (SILVA; SILVA, 2019)

No cenário dos cuidados paliativos, que deve ser iniciado desde o momento do diagnóstico de uma doença sem prognóstico de cura, temos os cuidados de fim de vida como uma intensificação dos cuidados paliativos diante da proximidade da morte e da não resposta à terapia modificadora da doença. Valendo destacar que nem todas as pessoas em cuidados paliativos encontram-se em cuidados ao fim da vida, apesar disso o contrário é verdadeiro. Os cuidados ao fim da vida, são medidas de conforto e alívio do sofrimento, destinadas àquelas pessoas que já estão no estágio avançado de uma doença terminal, onde pode ser observada uma exacerbação dos sintomas e aumento do sofrimento, sendo a morte um acontecimento iminente, tratando-se de um curto período de tempo (HEITKEMPER, 2013; SBGG, 2015).

Sendo a morte inerente ao ciclo da vida, torna-se necessário que o profissional de saúde busque um preparo pessoal e profissional para lidar com ela. Porém, o desconforto sobre esse processo também está presente na vida desses profissionais, que, apesar de lidar com isso cotidianamente, precisam desenvolver habilidades cognitivas, sociais e emocionais (LIMA *et al.*, 2017) para conseguirem agir de forma a proporcionar, dentro do que for possível, conforto e dignidade àquele que está morrendo. Esses profissionais necessitam colocar em prática a escuta ativa, saindo da posição de superioridade por seu conhecimento técnico, para se conectar ao paciente e sua família, entendendo as reais necessidades dessas pessoas e agindo para atendê-las de forma efetiva, não deixando de cuidar de si, como uma medida terapêutica para o cuidar do outro (COSTA; POLES; SILVA, 2016).

Diante disso, pensar nos cuidados paliativos e cuidados de fim de vida destinado a pessoas idosas se torna imprescindível e desafiante, visto que, com o aumento da expectativa de vida, há um aumento no número de idosos, principalmente aqueles com idades mais avançadas, e consequentemente aumento de diagnósticos de demências, principalmente, o que demanda pela implantação desses cuidados de maneira efetiva, garantindo a qualidade de vida dessas pessoas, que podem viver por longos anos com esse diagnóstico (SBGG, 2015).

A pessoa idosa acometida por uma doença crônica tem consigo o risco de desenvolver, durante a evolução da doença, sequelas que possam vir a torná-la incapaz em diversos aspectos, e, caso isso venha acontecer, a pessoa se torna dependente, inclusive, para realização das atividades diárias. Nesse contexto, há um desgaste da pessoa e de seus familiares, visto tratar-se de uma doença crônica que comumente tem um curso lento até a hora da morte (BURLÁ; AZEVEDO, 2012).

A evolução da doença não é algo que possa ser evitado, e, se tratando de uma pessoa idosa, novos problemas podem surgir, o que torna o cuidado complexo, com abordagem terapêutica difícil. Nesse sentido, é importante agir prioritariamente sobre os sintomas apresentados que estão causando algum desconforto ou angústia, buscando o equilíbrio entre o que seria considerado ideal e o que é possível dentro do contexto em que se apresenta (BURLÁ; AZEVEDO, 2012).

Diante do exposto, fica claro que, com o avançar do envelhecimento e a chegada da velhice, surgem necessidades especiais que precisam ser olhadas com cuidado e atenção. Diante de um diagnóstico de uma doença com fora de possibilidade de cura, tendo sido estabelecido os cuidados paliativos e, posteriormente os cuidados de fim de vida, tão importante quanto suspender determinadas condutas terapêuticas que visa a modificação da doença ou a busca pela cura, o que já não é mais possível, dando espaço para a promoção de um cuidado individualizado, pautado na preservação da dignidade da pessoa que vivencia o processo de morrer e diante da morte.

Logo, discutir sobre a finitude da vida e os processos que podem estar associados a ela se faz necessário para que seja compreendido que, mesmo diante da impossibilidade de cura, ainda há muito o que ser feito em termos de cuidado a ser prestado em virtude da preservação do bem-estar, do alívio do sofrimento da busca pelo conforto e da dignidade daquele que vivencia o processo de morrer.

Considerações finais

A morte é a única certeza da vida e com o alcance da longevidade é impossível não pensarmos nela. No entanto, faz-se necessário reverter essa concepção fatalista de que o envelhecimento está associado ao declínio e morte. As pessoas idosas, ainda que longevas, devem viver seus anos objetivando projetos de vida que lhes proporcionem satisfação e lazer.

Ainda que com o avançar da idade, o desgaste natural e/ou a exacerbação de doenças crônicas possam levar a prejuízos cognitivos e funcionais que torna a pessoa idosa numa condição incapacitante diante da falta de um prognóstico favorável à cura, é importante salientar que se pode promover a essas pessoas uma qualidade de vida, ainda que a doença esteja avançada e a expectativa de vida reduzida, pautando-se nos princípios filosóficos dos cuidados paliativos.

Nesta perspectiva, os cuidados paliativos têm como objetivo defender a autonomia da pessoa no seu processo de morrer e na morte, focando na qualidade de vida, aliviando a dor e outros sintomas, biopsicossocioespirituais e dando suporte tanto para a pessoa quanto para seus familiares e cuidadores.

REFERÊNCIAS

ARAÚJO, L. F.; CARVALHO, V. A. M. L. Aspectos sócio-históricos e psicológicos da velhice. **Revista de Humanidades,** v. 6, n. 3, p. 1-9, 2005. [citado em 2021 out. 27]. Disponível em: https://periodicos.ufrn.br/mneme/article/view/278.

AZEREDO, Z. A. S.; AFONSO, N. A. M. Solidão na perspectiva do idoso. **Revista Brasileira de Geriatria e Gerontologia**, v. 19, n. 2, p. 313-324, 2016. [citado em 2021 out. 27]. Disponível em: https://doi.org/10.1590/1809-98232016019.150085.

BURLÁ, C.; AZEVEDO, D. L. Paliação: Cuidados ao Fim da Vida. *In:* FREITAS, E. V.; PY, L. **Tratado de geriatria e gerontologia**. Guanabara Koogan. 3. ed. 2013. p. 1722-1744.

CARDOSO, P. S. **Habitação intergeracional:** Envelhecer na sociedade covilhanense. Dissertação (Mestrado em Arquitetura). Universidade da Beira Interior. 2016.

CARVALHO, M. S.; MARTINS, J. C. A. Palliative care for institutionalized elderly persons: experience of caregivers. **Revista Brasileira de Geriatria e Gerontologia**, v. 19, n. 5, p. 745-758, 2016. [citado em 2021 nov. 09]. Disponível em: https://doi.org/10.1590/1809-98232016019.150178.

COSTA, A. P.; POLES, K.; SILVA, A. E. Formação em cuidados paliativos: experiência de alunos de medicina e enfermagem. **Interface**. v. 20, n. 59, p. 1041-1052, 2016. [citado em 2021 out. 27]. Disponível em: https://doi.org/10.1590/1807-57622015.0774.

ELIAS, N. **A solidão dos moribundos**. Zahar, 1982.

ENINGER, F. U.; SANTOS, C. M.; KAYSER, M. F. As relações familiares frente ao processo do luto antecipatório. **Brazilian Journal of Health Review**. v. 4, n. 4, 2021. p. 15913-15927 [citado em 2021 nov. 09]. Disponível em: https://doi.org/10.34119/bjhrv4n4-121.

GIACOMINI, K. C.; MAIO, I. G. A PNI na área da saúde. *In:* ALCANTARA, A. O.; CAMARANO, A. A.; GIACOMIN, C. K. (org.). **Política Nacional do Idoso:** velhas e novas questões. Rio de Janeiro: IPEA. 2016.

HEITKEMPER, M. M. Cuidados paliativos de final de vida. *In:* LEWIS, S. L.; DIRKSEN, S. R.; HEITKEMPER, M. M.; BUCHER, L.; CAMERA, I. M.; **Tratado de enfermagem médico cirúrgica:** Avaliação e assistência dos problemas clínicos. Rio de Janeiro. 8. ed. Elsevier, 2013. p. 152-165.

KÓVACS, M. J. **Morte e desenvolvimento humano.** 5. ed. São Paulo: Casa do Psicólogo, 2008.

KREUZ, G; TINOCO, V. O luto antecipatório do idoso acerca de si mesmo – Revisão Sistemática. **Rev. Kairós.** v. 19, n. 22, 2016. [citado em 2021 out. 27]. Disponível em: https://doi.org/10.23925/2176-901X.2016v19iEspecial22p109-133.

KÜBLER-ROSS, E. **Sobre a Morte e o Morrer.** São Paulo: Martins Fontes, 2000.

LEVISKI, B. L.; LANGARO, L. O olhar humano sobre a vida: a consciência da finitude. **Rev. SBPH.** v. 17, n. 1, 2014. [citado em 2021 out. 27]. Disponível em: http://pepsic.bvsalud.org/pdf/rsbph/v17n1/v17n1a04.pdf.

LIMA, R.; BORSATTO, A. Z.; VAZ, D. C.; PIRES, A. C. F.; CYPRIANO, V. P.; FERREIRA, M. A. A morte e o processo de morrer: ainda é preciso conversar sobre isso. **Rev. Min. Enferm.** 2017. [citado em 2021 out. 27]. Disponível em: 10.5935/1415-2762.20170050.

MUCIDA, A. **O sujeito não envelhece:** psicanálise e velhice. 2. ed. Autêntica. São Paulo (SP); 2006.

OLIVEIRA, P. I. D.; ANDERSON, M. I. P. Envelhecimento, Finitude e Morte. **Revista Brasileira de Medicina de Família e Comunidade.** v. 15, n. 42, 2020. p. 1-11. [citado em 2021 nov. 09]. Disponível em: https://doi.org/10.5712/rbmfc15(42)2195.

PAULA, B; SOUZA, L. A. O tabu da morte na modernidade: a COVID-19 como um reforço ao interdito. **Caminhos de Diálogo.** v. 8, n. 13, 2020. p. 165-176. [citado em 2021 out. 27]. Disponível em: http://dx.doi.org/10.7213/cd.a8n13p165-176.

POCINHO, M.; FARATE, C.; DIAS, C. A. Validação psicométrica da escala UCLA- Loneliness para idosos portugueses. **Interações.** v. 18, p. 65-77, 2010.

[citado em 2021 out. 27]. Disponível em: https://www.interacoes-ismt.com/index.php/revista/article/view/304.

PY, L. **Velhice nos arredores da morte:** a interdependência na relação entre idosos e seus familiares. EDIPUCS. Porto Alegre (RS), 2004.

RADBRUCH, L. *et al.* Redefining Palliative Care: a new consensus-based definition. **J Pain Symptom Manage.** v. 60, n. 4, p. 754-764. 2021. [citado em 2021 out. 27]. Disponível em: 10.1016/j.jpainsymman. 2020.04.027.

SANTOS, L. A.; FARIA, L.; PATIÑO, R. A. O envelhecer e a morte: leituras contemporâneas de psicologia social. **R. Bras. Est. Pop.** n. 35, v. 2: e0040; 2018. [citado em 2021 out. 27]. Disponível em: http://dx.doi.org/10.20947/S0102-3098a0040.

SANTOS, S. T.; SOUZA, L. V. Envelhecimento positivo como construção social: práticas discursivas de homens com mais de sessenta anos. **Revista da SPAGESP.** v. 16, n. 2, p. 46-58, 2015. [citado em 2021 out. 27]. Disponível em: http://pepsic.bvsalud.org/pdf/rspagesp/v16n2/v16n2a05.pdf.

SBGG. Sociedade Brasileira de Geriatria e Gerontologia. **Vamos falar de cuidados paliativos**. 2015. [citado em 2021 out. 27]. Disponível em: http://sbgg.org.br/wp-content/uploads/2014/11/vamos-falar-de-cuidados-paliativos-vers-o-online.pdf.

SCHNEIDER, R. H.; IRIGARAY, T. Q. O envelhecimento na atualidade: aspectos cronológicos, biológicos, psicológicos e sociais. **Estudos de Psicologia**, v. 4, n. 25, p. 585-593, 2008. [citado em 2021 out. 27]. Disponível em: https://doi.org/10.1590/S0103-166X2008000400013.

SILVA, R. S.; SILVA, M. J. P. Enfermagem e os cuidados paliativos. *In:* SILVA, R. S.; AMARAL, J. B.; MALAGUTTI, W. **Enfermagem em cuidados paliativos:** Cuidando para uma boa morte. Martinari. São Paulo (SP), 2019. p. 3-36.

SOBRE OS AUTORES

Adriana Valéria da Silva Freitas
Enfermeira. Docente da Escola de Enfermagem da Universidade Federal da Bahia (EEUFBA). Especialista em Gerontologia, Mestra na Atenção à Saúde do Adulto e do Idoso e Doutora em Saúde Pública. Integrante do Núcleo de Estudos e Pesquisas do Idoso – NESPI. Atualmente é Tutora do grupo PET Enfermagem UFBA.
E-mail: adrianaf719@gmail.com

Alana Libânia de Souza Santos
Enfermeira graduada pela Universidade do Sudoeste da Bahia (UESB). Mestre e Doutoranda no Programa de Pós-Graduação da Escola de Enfermagem da Universidade Federal da Bahia (UFBA). Professora Assistente da Universidade do Estado da Bahia (UNEB). Membro do Núcleo de Estudo e Pesquisa do Idoso (NESPI/UFBA).
E-mail: lana_libania@hotmail.com

Ana Raquel Lima Peralva de Almeida
Enfermeira. Mestranda em Enfermagem pelo Programa de Pós-Graduação em Enfermagem e Saúde (UFBA). Especialista em Estratégia de Saúde da Família (FAVENI). Membro do Grupo de Pesquisa sobre o Cuidado em Enfermagem (GPCEnf).
E-mail: raquelperalva@hotmail.com

André Luís Cabral da Silva
Psicólogo, Gerontologista e Professor de Psicologia do Centro Universitário dos Guararapes (PE). Mestre em Gerontologia pela Universidade Federal de Pernambuco (UFPE) e Doutorando em Psicologia Clínica pela Universidade Católica de Pernambuco (UNICAP).
E-mail: andrecabral8@yahoo.com.br

Cidália Maria Limoeiro de Araújo Auad
Médica (EBMSP). Anestesista (UFBA). Acupunturiatra (Colégio Médico Brasileiro de Acupuntura); Especialista em Termologia Médica (FMUSP) e Terapia de Regressão (Instituto Idalino Almeida). Diretora técnica e clínica da Cetherma (Centro de Termografia e Acupuntura Avançada). Professora de Termologia Clínica pra Abraterm (Associação Brasileira de Termologia)
E-mail: doutoracidalia.cliame@gmail.com

Cristina Maria de Souza Brito Dias
Doutora em Psicologia (UnB), professora aposentada da UFPB e professora adjunta IV da Universidade Católica de Pernambuco. Coordenadora do Programa de Pós Graduação em Psicologia Clínica. Membro do Laboratório de Família, Gênero e Interação Social. Pesquisadora do CNPq. E-mail: Cristina.msbd@gmail.com
E-mail: cristina.brito@unicap.br

Cora Cacilda de Menezes Medeiros
Administradora de Empresas e Especialista em Gestão Pública e em Gerontologia. Servidora pública municipal, onde ocupa o cargo de Gerência da Pessoa Idosa do Recife e integra a Coordenação Colegiada do Conselho Municipal de Defesa dos Direitos da Pessoa Idosa – COMDIR.
E-mail: cacildam@recife.pe.gov.br

Elaine Pedreira Rabinovich
Psicóloga, com mestrado, doutorado e pós-doutorado pela USP. Professora adjunta do Programa de Pós-Graduação em Família na Sociedade Contemporânea (UCSal). Coordenadora dos grupos de pesquisa Família (Auto)Biografia e Poética e Ser-no-tempo.
E-mail: elainepedreira@gmail.com

Eliana Sales Brito
Fisioterapeuta. Mestra e Doutora em Família na Sociedade Contemporânea (UCSal). Professora Assistente da Universidade Católica do Salvador (UCSal). Pesquisadora do Grupos de Pesquisa Família, (Auto)Biografia e Poética (FABEP/UCSal) e do Grupo de Pesquisa Família Inclusão e Desenvolvimento Humano (FIDH/UCSal) na linha de Envelhecimento, Contextos Familiares e Sociais.
E-mail: eliana.brito@ucsal.br

Flavia Guimarães Simões Santos
Mestranda no Programa Família na Sociedade Contemporânea (UCSAL), Especialista em Gerontologia (UCSAL). Psicóloga formada pela UFBA. Coordenadora do Centro de Referência Estadual de Atenção à Saúde do Idoso – CREASI / SESAB.
E-mail: flaviag.santos@ucsal.edu.br

José Luís Sepúlveda Ferriz
Doutor em Filosofia pela Universidade Complutense de Madri-Espanha. Professor da Graduação e Pós-Graduação em Filosofia na UCSal. Coordenador do Grupo de Pesquisa LOGOS-Logoterapia e Análise Existencial.
E-mail: jose.ferriz@pro.ucsal.br

Manuela Bastos Alves
Enfermeira. Mestre e Doutoranda em Enfermagem pelo Programa de Pós-graduação em Enfermagem e Saúde (UFBA). Professora Assistente da Universidade do Estado da Bahia (UNEB/Campus VII). Membro do Grupo de Pesquisa sobre o Cuidado em Enfermagem (GPCEnf).
E-mail: manu_bastos28@hotmail.com

Maria Angélica Vitoriano da Silva
Psicóloga. Mestre e Doutora em Família na Sociedade Contemporânea (UCSAL). Membro do Grupo de Pesquisa Família (Auto)biografia e Poética (UCSAL).
E-mail: marvitoriano@gmail.com

Maria Christiane dos Santos Cerentini
Psicóloga pela Universidade Federal de Pernambuco. Aperfeiçoamento em Psicologia Clínica – UNICAP; Especialista em Psicologia Hospitalar e domiciliar – CPHD; Especialista em Gerontologia – UNICAP. Psicóloga clínica voluntária no projeto de extensão denominado "Serviço de Atendimento ao Idoso" (SAI) – UNICAP; Psicóloga clínica em consultório particular; Atendimento domiciliar para pessoas idosas; Comissão organizadora nos projetos da UNICAP: "Momento Gerontológico", "Cine Envelhecimento" e "Legalmente Idoso".
E-mail: chrissantos19@hotmail.com

Marilaine M. Menezes Ferreira
Enfermeira. Mestre e Doutora em Família na Sociedade Contemporânea (UCSal). Professora Adjunta no Curso de Enfermagem da Escola Bahiana de Medicina e Saúde Pública (EBMSP). Pesquisadora do Grupos de Pesquisa Família, (Auto)Biografia e Poética (FABEP) e do Grupo de Pesquisa Família Inclusão e Desenvolvimento Humano (FIDH) na linha de Envelhecimento, Contextos Familiares e Sociais, ambos da Universidade Católica do Salvador (UCSal).
E-mail: marilaine.menezes@hotmail.com

Osvaldo Marques Batista de Almeida
Arte educador pela Universidade Católica do Salvador UCSAL, Musicoterapeuta pela FAC BA, Pós graduando em Gerontologia pela (UCSAL). Membro do Núcleo de Estudos e Pesquisa do Idoso (NESPI).
E-mail: osvaldomarques1110@hotmail.com

Rudval Souza da Silva
Enfermeiro. Doutor em Enfermagem. Professor Adjunto na Universidade do Estado da Bahia (UNEB/Campus 7) Docente Permanente nos Programas de

Pós-graduação em Enfermagem e Saúde (UFBA) E Mestrado Profissional em Saúde Coletiva (UNEB). Vice-Presidente da Academia Nacional de Cuidados Paliativos (ANCP) – Gestão 2021-2022. Líder do Grupo de Pesquisa sobre o Cuidado em Enfermagem (GPCEnf).
E-mail: rudvalsouza@yahoo.com.br

Tânia Maria de Oliva Menezes
Enfermeira. Docente da Escola de Enfermagem da Universidade Federal da Bahia. Possui Especialização em Gerontologia Social, Metodologia do Ensino Superior e Administração Hospitalar. Mestrado e Doutorado em Enfermagem. Líder do Núcleo de Estudos e Pesquisas do Idoso – NESPI. Diretora científica da Associação Brasileira de Alzheimer regional Bahia.
E-mail: tomenezes50@gmail.com

ÍNDICE REMISSIVO

A
Ageísmo 36, 40, 41
Autoconhecimento 9, 12, 17, 21, 26, 50, 70
Autoetnografia 18

C
Classificação Internacional de Doenças 12, 29, 30, 33, 38, 55
COVID-19 10, 13, 76, 80, 81, 82, 83, 84, 98, 101, 102, 103, 104, 107, 108, 109, 110, 111, 112, 122
Cuidador informal 13, 89, 93
Cuidados ao fim da vida 118, 121
Cuidados paliativos 13, 116, 118, 119, 120, 121, 122, 123, 128

D
Doença de Alzheimer 13, 87, 88, 95, 96, 97, 98

E
Envelhecimento 3, 4, 9, 10, 11, 12, 13, 17, 22, 30, 31, 34, 35, 36, 37, 39, 40, 41, 43, 44, 45, 46, 47, 48, 49, 50, 51, 52, 53, 55, 57, 62, 63, 64, 65, 66, 67, 71, 72, 73, 74, 75, 76, 77, 80, 82, 84, 87, 97, 98, 101, 102, 110, 113, 114, 115, 116, 119, 120, 122, 123, 126, 127
Envelhescência 9, 12, 41, 43, 44, 45, 46, 47, 48, 49, 50, 51, 52, 54
Estigma 107, 108, 109
Existência 11, 12, 20, 32, 36, 43, 44, 45, 46, 47, 48, 49, 50, 51, 52, 53, 61, 109, 117
Experiência de vida 47

F
Família de baixa renda 9, 13, 87, 96
Finitude 10, 13, 44, 51, 113, 116, 117, 119, 122

G
Gestão municipal 75, 79, 83

Grupos de convivência 13, 75, 77, 78, 79, 80, 82, 84, 85

I

Idadismo 12, 30, 36, 37, 38, 40

Idoso 12, 13, 32, 36, 39, 55, 57, 58, 61, 66, 68, 70, 72, 73, 75, 76, 77, 78, 79, 81, 82, 84, 85, 87, 88, 89, 91, 93, 94, 95, 98, 101, 102, 103, 116, 121, 122, 125, 126, 127, 128

Isolamento 13, 32, 66, 68, 76, 91, 94, 101, 102, 106, 107, 108, 109, 111, 117

L

Longevidade 32, 52, 75, 77, 87, 89, 114, 115, 119

M

Medicina holística 9, 12, 55, 56, 57

N

Narrativa 18, 46, 105, 108

P

Pandemia 13, 76, 80, 81, 83, 84, 91, 92, 94, 101, 102, 103, 104, 106, 107, 108, 109, 110, 111, 112

Participação social 9, 13, 32, 63, 64, 65, 67, 68, 69, 70, 71, 72, 74, 79, 82

Pessoas idosas 9, 12, 13, 29, 30, 33, 34, 36, 37, 38, 63, 64, 65, 75, 76, 77, 78, 79, 80, 81, 83, 84, 115, 118, 120, 127

Processo de morrer 13, 115, 116, 117, 118, 119, 120, 122

Projeto de vida 9, 13, 57, 63, 65, 72

Q

Qualidade de vida 11, 13, 29, 32, 33, 56, 57, 64, 66, 70, 73, 74, 75, 77, 78, 79, 82, 88, 93, 96, 101, 113, 115, 116, 119, 120

S

Saúde 3, 4, 11, 12, 13, 17, 19, 23, 29, 30, 32, 33, 34, 35, 36, 39, 40, 41, 45, 47, 51, 55, 56, 58, 59, 62, 64, 67, 68, 69, 70, 72, 73, 74, 75, 76, 77, 78, 80, 82, 83, 84, 85, 87, 88, 89, 90, 94, 96, 97, 98, 101, 102, 103, 104, 107, 108, 109, 110, 111, 114, 115, 118, 121, 125, 126, 127, 128

Saúde mental 73, 77, 107, 108, 109, 110, 111

Sentido da vida 12, 44, 45, 49, 54, 108
Subjetividade 43, 44, 46, 48, 49, 52

U

Universidade 5, 11, 13, 27, 32, 63, 64, 69, 73, 74, 96, 98, 99, 102, 103, 121, 125, 126, 127, 128

V

Velhice 9, 11, 12, 13, 20, 29, 30, 31, 32, 33, 34, 35, 36, 37, 38, 39, 40, 41, 43, 44, 45, 46, 54, 55, 63, 65, 66, 67, 69, 70, 71, 72, 74, 75, 82, 83, 101, 108, 110, 119, 121, 122, 123

SOBRE O LIVRO
Tiragem: 1000
Formato: 16 x 23 cm
Mancha: 12,3 x 19,3 cm
Tipologia: Times New Roman 10,5/11,5/13/16/18
Arial 8/8,5
Papel: Pólen 80 g (miolo)
Royal Supremo 250 g (capa)